Dr Nikitha Balasubramanian
Dr Shilpa S. Naik
Dr Sanjana R. Kodical

Lesões de manchas brancas

Dr Nikitha Balasubramanian
Dr Shilpa S. Naik
Dr Sanjana R. Kodical

Lesões de manchas brancas

ScienciaScripts

Cover image: www.ingimage.com

This book is a translation from the original published under ISBN 978-620-8-01062-1.

Publisher:
Sciencia Scripts
is a trademark of
Dodo Books Indian Ocean Ltd. and OmniScriptum S.R.L publishing group

120 High Road, East Finchley, London, N2 9ED, United Kingdom
Str. Armeneasca 28/1, office 1, Chisinau MD-2012, Republic of Moldova, Europe
Printed at: see last page
ISBN: 978-620-8-09612-0

Índice

ABREVIATURAS

WSL- White spot lesions	**QLF** - Quantitative Light Fluorescence	**MB**- multi-bracket appliance treatment
OH- Oral Hygiene	**FOT**- Fixed Orthodontic Treatment	**CAST**- Caries Assessment Spectrum and Treatment index
ICDAS- International Caries Detection and Assessment System	**HA**- Hydroxyapatite	**DCPD** - Dicalcium Phosphate Dehydrate
FAP- Fluorapatite	**CEJ**- Cementoenamel Junction	**ADJ**- Amelo-dentinal Junction
DMFT- Decayed Missing Filled Teeth	**CPP-ACP**- Casein Phosphopeptide-Amorf Calcium Phosphate	

CAPÍTULO 1 : INTRODUÇÃO

No domínio da saúde dentária, as lesões de manchas brancas (LMB) constituem uma preocupação significativa, servindo frequentemente como indicadores precoces de cárie dentária ou desmineralização. Estas lesões, caracterizadas por áreas brancas ou opacas na superfície do dente, representam uma zona desmineralizada onde a estrutura do esmalte foi comprometida. Embora aparentemente inócuas à primeira vista, as lesões de manchas brancas podem progredir para formas mais graves de cárie dentária se não forem tratadas, levando à cavitação e a potenciais complicações para a saúde oral.

Estas lesões, embora inicialmente não prejudiciais, são causadas por múltiplos factores, sendo a maioria devida à falta de manutenção de uma higiene oral adequada e ao consumo de alimentos ricos em amido e açúcar. Atualmente, a doença é considerada como um processo dinâmico, em que existe um equilíbrio entre os factores patológicos que provocam a desmineralização e os factores protectores que provocam a remineralização. O processo ocorre lentamente, o que requer episódios repetidos de exposição prolongada a condições ácidas consistentemente abaixo do pH crítico para a dissolução do esmalte (pH 5,5, desmineralização) com períodos intercalares de retorno ao pH de repouso da placa (pH 7,0, período de remineralização).[1 2 3 4 5]

Compreender a etiologia, os factores de risco, os métodos de deteção e as estratégias de gestão das lesões de manchas brancas é fundamental para que os profissionais de medicina dentária possam intervir eficazmente e evitar uma maior deterioração da saúde dentária. Além disso, uma vez que as lesões de manchas brancas se manifestam frequentemente em populações de vários grupos etários, desde crianças a adultos, a sua prevalência sublinha a importância de uma investigação abrangente e de abordagens clínicas para tratar eficazmente este problema dentário.

As lesões iniciais que iniciam o processo de cárie dentária são designadas por "lesões de manchas brancas". Fejerskov e Kidd definiram as LME como o "primeiro sinal de uma lesão de cárie no esmalte que pode ser detectado a olho nu". [6] A lesão de mancha branca subsuperficial com uma superfície intacta ocorre devido aos parâmetros físico-químicos de desmineralização da hidroxiapatite. Uma maior progressão da desmineralização resultará no escurecimento da lesão, levando à progressão da cárie dentária. A diferenciação das lesões de manchas brancas de outras lesões dentárias é muitas vezes extremamente difícil. Estas lesões são reversíveis se forem diagnosticadas numa fase inicial. O aspeto opaco, branco e calcário das Lesões de Manchas Brancas deve-se a um fenómeno ótico causado pela perda de minerais no esmalte superficial e subsuperficial e é exagerado após a secagem. [7] Estas lesões também tendem a parecer ásperas e porosas em comparação com as manchas brancas não cariosas que são geralmente lisas e brilhantes.

Esta dissertação de biblioteca tem como objetivo aprofundar os aspectos multifacetados das lesões de manchas brancas, explorando a sua epidemiologia, factores etiológicos, métodos de diagnóstico, medidas preventivas e modalidades de tratamento. Ao sintetizar a literatura existente, as evidências e os conhecimentos clínicos, esta dissertação procura melhorar a nossa compreensão das lesões de manchas brancas e contribuir para o desenvolvimento de estratégias baseadas em evidências para a sua gestão e prevenção na prática dentária.

Na prossecução deste objetivo, os capítulos subsequentes desta dissertação irão aprofundar as várias dimensões das lesões das manchas brancas, englobando a sua patogénese, abordagens de diagnóstico, modelos de avaliação de risco, estratégias preventivas e intervenções terapêuticas. Através de uma revisão e análise exaustivas da literatura pertinente e da evidência empírica, esta dissertação tem como objetivo promover uma compreensão mais profunda das lesões das manchas brancas e das suas implicações para a prática dentária, educação e iniciativas de saúde pública.

CAPÍTULO 2: PERSPECTIVA HISTÓRICA: TRAÇAR A EVOLUÇÃO DO CONHECIMENTO EM PATOLOGIA DENTÁRIA

A exploração das lesões de manchas brancas (LMB) no contexto da saúde dentária remonta a séculos de investigação dentária e observação clínica. Embora a terminologia e a compreensão destas lesões tenham evoluído, o reconhecimento do seu significado na patologia dentária remonta às primeiras observações na literatura dentária. Antes de compreendermos o início e a progressão das lesões de manchas brancas, é importante compreender os antecedentes históricos do fenómeno. As lesões de manchas brancas podem ser causadas devido ao início da cárie dentária ou podem ser vistas como uma complicação do tratamento ortodôntico. Uma das primeiras referências documentadas às lesões de manchas brancas pode ser encontrada nos trabalhos de John Hunter, um cirurgião escocês do século XVIII, amplamente considerado como o pai da cirurgia moderna. Na sua obra seminal "The Natural History of the Human Teeth" (A História Natural dos Dentes Humanos), publicada em 1771, Hunter observou e descreveu várias condições dentárias, incluindo áreas de desmineralização do esmalte caracterizadas por uma descoloração branca calcária. Embora rudimentares para os padrões actuais, as observações de Hunter lançaram as bases para as investigações subsequentes sobre a etiologia e a patologia das lesões dentárias.

Ao longo do século XIX e início do século XX, investigadores e clínicos pioneiros continuaram a documentar e a estudar as lesões de manchas brancas, embora sob diferentes terminologias e enquadramentos conceptuais. Termos como "cárie incipiente", "lesões pré-cavitadas" e "desmineralização precoce do esmalte" foram utilizados para descrever estas lesões, reflectindo a evolução da compreensão da sua natureza e progressão. Investigadores como G.V. Black fizeram contribuições pioneiras para o estudo da cárie dentária, lançando luz sobre a natureza multifatorial do processo da doença.

Em meados do século XX, com os avanços na ciência e tecnologia dentárias, incluindo o advento da radiografia e técnicas de diagnóstico melhoradas, os investigadores começaram a obter conhecimentos mais profundos sobre a etiologia e patogénese das lesões de manchas brancas. O trabalho seminal de Fejerskov e Kidd nas décadas de 1970 e 1980 elucidou ainda mais o papel das bactérias acidogénicas, particularmente Streptococcus mutans, na desmineralização do esmalte e na formação de WSLs.

O final do século XX e o início do século XXI testemunharam avanços significativos na prevenção, diagnóstico e tratamento das lesões de manchas brancas, impulsionados por avanços na medicina dentária preventiva, fluoretação e modalidades de tratamento minimamente invasivas. A introdução de vernizes fluoretados, agentes remineralizantes e técnicas minimamente invasivas, como a infiltração de resina, revolucionou a abordagem ao tratamento das LME, enfatizando a intervenção precoce e a preservação da estrutura dentária.

A cárie dentária é a destruição localizada de tecidos duros dentários susceptíveis por subprodutos ácidos da fermentação bacteriana de hidratos de carbono da dieta. É uma doença multifatorial que começa com alterações microbiológicas no biofilme complexo e é afetada pelo fluxo e composição salivares, exposição ao flúor, consumo de açúcares alimentares e medidas preventivas.[8] A cárie dentária é o resultado da atividade global do total de microrganismos da placa bacteriana, que consiste em muitas espécies de bactérias. As bactérias mais comuns incluem o *Streptococcus mutans, o Streptococcus sobrinus* e *o Lactobacillus spp*[9]

O Streptococcus mutans desempenha um papel importante na cárie dentária. São considerados altamente cariogénicos, uma vez que são acidogénicos (capazes de produzir ácidos que dissolvem a substância dentária), acidúricos (capazes de sobreviver e realizar processos metabólicos num ambiente de pH muito baixo), têm a capacidade de criar polissacáridos extracelulares, têm a capacidade de transportar açúcar e a capacidade de aderir às superfícies dentárias. Atualmente, são considerados como os iniciadores da cárie dentária.[10]

Os Streptococcus mutans começam a sua colonização na cavidade oral quando os primeiros dentes irrompem nas crianças, devido à sua preferência pela adesão às superfícies dos dentes. Esta fase, designada por "primeira janela de infecciosidade", vai dos 7 aos 31 meses. A "segunda janela de infecciosidade" situa-se entre os 6 e os 12 anos nos dentes permanentes, uma vez que estes irrompem nessa altura.[11] Por conseguinte, a cárie dentária é mais frequente nas crianças destes grupos etários.

2.1 A cárie dentária numa perspetiva histórica

Desde os Australopitecos (há mais de um milhão de anos) até ao período Neolítico (desde há 10.000 anos), foram encontradas lesões de cárie em quase todas as populações estudadas. As cáries, no entanto, eram muito raras entre os hominídeos fósseis do Paleolítico e do Mesolítico. Uma exceção famosa, no entanto, é o exemplo frequentemente citado de cárie desenfreada num crânio do Pleistoceno médio da mina de Broken Hill, na Zâmbia.[12]

Nos hominídeos mais antigos, a incidência de cáries é inferior a 1%. Embora tenham sido descobertos muitos espécimes de Neandertal, não foram descritas lesões de cárie, exceto uma única lesão radicular em alguns dentes de Neandertal do Monte Carmel, Israel. [16]

Os estudos antropológicos de von Lenhossek revelaram que os crânios dolicocefálicos de homens do período pré-neolítico (12.000 a.C.) não apresentavam cáries dentárias, mas os crânios braquicefálicos do período neolítico (12.000-3000 a.C.) continham dentes cariados.[13]

Por volta do século XVII, houve um aumento significativo na experiência total de cárie e um aumento menor no número de lesões cariosas envolvendo as áreas de contacto interproximal dos dentes, caraterística do padrão e ocorrência de cárie na população moderna. Estudos extensivos sobre a incidência de cárie dentária em várias áreas geográficas ilustraram a aparente influência da civilização na doença dentária. A evidência de tendências na cárie dentária é especialmente interessante entre os índios da

América do Norte. A dependência da agricultura do milho é um horizonte cultural claro. Vários estudos mostraram um aumento da taxa de cárie associada à mudança de uma dieta de caçador-recolector com carne e poucos hidratos de carbono para uma dieta rica em cereais ricos em amido. 4[1]

O aumento do consumo de alimentos processados e a maior disponibilidade de açúcar foram provavelmente os principais responsáveis pelo desenvolvimento do padrão moderno de cáries. Os direitos de importação sobre o açúcar na Grã-Bretanha foram relaxados em 1845 e completamente removidos em 1875, um período durante o qual a gravidade da cárie aumentou muito. Mellanby, em 1934, analisou a literatura sobre cáries em raças primitivas existentes e observou que a incidência era invariavelmente menor do que a do homem moderno, sugerindo que populações isoladas que não adquiriram os hábitos alimentares do homem moderno e industrializado mantêm uma relativa ausência de cáries dentárias.[15]

No final do século XIX, a cárie dentária estava bem estabelecida como uma doença epidémica de proporções maciças na maioria dos países economicamente desenvolvidos. A gravidade da epidemia de cárie no final do século XIX levou diretamente à criação de serviços dentários públicos, que surgiram pela primeira vez nos países escandinavos. [19]

Apesar de vários esforços para a sua total erradicação, esta doença continua a prevalecer. Graças aos cuidados dentários, a incidência da cárie dentária diminuiu globalmente nos últimos anos em comparação com as epidemias anteriores. Este sucesso pode ser atribuído ao estudo exaustivo e alargado da cárie dentária, juntamente com uma maior sensibilização do público, aos avanços na ciência dos materiais dentários e à disponibilidade generalizada de serviços dentários.[16]

As cáries dentárias sofreram uma redução notável na maioria dos países industrializados num período relativamente curto. Em Inglaterra e no País de Gales, em 1973, 65% das crianças de 8 anos tinham sofrido cáries; em 1993, o número tinha descido para 17%. Na Noruega, o número de dentes cariados em crianças de 12 anos diminuiu de cerca de 10 na década de 1970 para 1 em 1993. Na Dinamarca, a redução de cáries em crianças de 12 anos foi de 5 em 1979 para 1 em 1991. Registaram-se mudanças semelhantes na maioria dos países industrializados.[17]

Em 2004, foi realizado um Inquérito Nacional de Saúde muito extenso e abrangente em todo o país da Índia, a fim de determinar o estado de saúde oral e a prevalência de doenças dentárias em grupos etários representativos. Foi registada a seguinte prevalência percentual de cárie dentária para os vários grupos etários examinados, tanto para as superfícies coronais como radiculares: 51,9% em crianças de 5 anos, 53,8% em crianças de 12 anos, 63,1% em adolescentes de 15 anos, 80,2% em adultos com 35-44 anos e 85,0% em adultos com 65-74 anos. O relatório concluiu que deve ser iniciado um programa de medicina dentária preventiva, como a fluoretação da água, para resolver esta crise nacional de cáries dentárias.[18 19]

As razões para uma maior prevalência na Índia podem ser devidas a um estatuto socioeconómico relativamente baixo, a um baixo rendimento mensal do agregado familiar e a um baixo nível de escolaridade, o que leva a um menor acesso a serviços dentários e a produtos de higiene oral, a um conhecimento mais fraco da saúde oral e da higiene oral e, consequentemente, a uma maior frequência e gravidade das cáries dentárias.[20]

Agora que compreendemos a reversibilidade desta incidência, é necessário tomar medidas para evitar a propagação da doença, que incluem tratamentos como a aplicação tópica de flúor, a utilização de bochechos com flúor, programas educativos de saúde oral nas escolas, escovagem correta dos dentes com um dentífrico com flúor, bem como o uso de fio dental, uma dieta adequada e visitas regulares ao consultório dentário. [21]

CAPÍTULO 3 : DEFINIÇÃO DA DOENÇA

Lesões de manchas brancas é um termo abrangente que inclui:

1. Lesões de desenvolvimento do esmalte (fluorose, hipoplasia do esmalte, etc.)
2. Áreas localizadas de desmineralização/cárie em pacientes não ortodônticos
3. Áreas localizadas de desmineralização/cáries relacionadas com aparelhos ortodônticos

Essas lesões não são tipos distintos de lesões cariosas, mas sim o resultado da desmineralização do esmalte como um estágio do processo carioso que ocorre ao redor de aparelhos ortodônticos fixos.

1) **Fejerskov e Kidd** definiram as Lesões de Manchas Brancas como o "primeiro sinal de uma lesão de cárie no esmalte que pode ser detectado a olho nu".[22]
2) **Lesões de manchas brancas-**

A lesão de mancha branca é definida como uma porosidade do esmalte sub-superficial resultante de desmineralização cariosa que se apresenta como uma opacidade branca leitosa quando localizada em superfícies lisas.[23]

CAPÍTULO 4: PREVALÊNCIA DE LESÕES DE MANCHAS BRANCAS

4.1 Prevalência em todo o mundo

S. NO.	AUTHOR & YEAR	METHODOLOGY	RESULTS
1	Mizrahi et al (1982)[24]	527 patients examined prior to and 269 patients examined after completion of multi-banded orthodontic treatment (Duration of treatment was 12-16 months)	There was a significant increase in both the prevalence (before, 72.3 per cent; after, 84.0 per cent) and severity (Opacity Index: before, 0.125; after, 0.200) following completion of orthodontic treatment.
2	De Barros SG et al (2001)[25]	This study evaluated the oral health conditions of 340 children, aged 0-30 months (21.3 +/- 5.6)-54.4% of girls and 45.6% of boys-from 20 public day nurseries of Salvador (Brazil), as to the presence of incipient carious lesions.	The prevalence of active white spots were considered, 49.7% of the children were affected.
3	Milgrom et al (2002)[26]	The prevalence of dental caries and bacterial infection in a randomly selected sample of 199 children 6 to 36 months	46.8% of the children had white spot lesions and 39.1% had enamel cavitation.

		old from the island of Saipan in the Commonwealth of the Northern Mariana Islands, USA	
4	Boersma et al (2005)[27]	Caries prevalence on the buccal surfaces of teeth in orthodontic patients was determined with Quantitative Light Fluorescence (QLF) and visual examination immediately after removal of fixed appliances.	97% of all subjects and on average 30% of the buccal surfaces in a person were affected. On average, in males 40% of surfaces and in females 22% showed white spots ($p < 0.01$).
5	Tiano et al (2008)[28]	The prevalence of enamel white spots and the quality of oral hygiene in children up to 36 months old.	The enamel white spot prevalence was 30.8% and the age group, duration of the bedtime milk feeding habit, age of initial practice of oral hygiene and presence of caries lesions with cavitation were considered statistically significant with regard to enamel white spot prevalence ($p < 0.05$).
6	Richter et al (2009)[29]	Orthodontic patient records (n = 350) were examined to determine incipient caries lesion development. Labial surfaces on pre-treatment and	The incidence of patients who developed at least 1 new WSL during treatment was 72.9%, and this incidence was 2.3% for cavitated lesions.

		post-treatment photographs were scored with a standardized scoring system.	
7	Tiano et al (2009)	Assessment of 300 children between 0–36 month aged	30.8% prevalence of WSL in Brazil
8	Tufekci et al (2011)[30]	Patients aged 12 years and older, 6 and 12 months into treatment were examined for presence of WSL by visual examination	The percentages of individuals having at least one WSL were 38%, 46%, and 11% for the 6-month, 12-month, and control groups, respectively. Of subjects in the study who had at least one visible WSL, 76% were males and 24% were females ($P = .009$).
9	Enaia et al (2011)[31]	Four hundred patients (168 boys, 232 girls) years (SD, 3.6) were assessed using a modification of the WSL index	Before treatment, 32.3% of the patients had WSL. After multi-bracket appliance treatment (MB), 73.5% of the patients presented WSL. The incidence of WSL during MB was 60.9% of the patients. After treatment, most patients (63.3%) had mild lesions, but the remaining were affected severely with (26.9%) and without (9.9%) cavitations.
10	Julien et al (2013)[32]	Digital photographs and records of 885 patients undergoing orthodontic treatment were evaluated	Overall, 23.4% of the patients developed at least one WSL during their course of treatment. Maxillary anterior teeth were affected more than mandibular teeth.

11	Lucchese et al (2013)[33]	Three groups of patients: group I, 59 patients treated orthodontically for 6 months; group II, 64 patients treatedfor 12 months; group 0 (control), 68 patients examined immediately before appliance placement. The presence of WSLs was evaluated by visual examination using the scoring system proposed by Gorelick.	43% of the participants in the study observed initial white spot lesions in patients belonging to group 1.
12	Khalaf et al (2014)[34]	A total of 45 patients (19 males and 26 females, mean age 15.81 years, standard deviation 2.89 years) were examined clinically as well as their pre-treatment photographs to record treatment data and white spot lesion (WSL) using a modified version of Universal Visual Scale for Smooth Surfaces (UniViSS Smooth).	The incidence of at least one WSL observed in patients was 42%, with males displaying a higher incidence than females. Significant ($p < 0.05$) relationships were found between the presence of WSLs and the following factors: poor oral hygiene (OH), males, increased treatment length, lack of use of fluoride supplements, use of carbonated soft drinks and/or fruit juices and the use of sugary foods.

13	Akin et al (2013)[35]	One hundred and fifty patients (78 girls, 72 boys) were randomly selected to determine incipient WSL development using a standardized visual scoring system.	The prevalence of WSL is 21% before FOT. After fixed orthodontic treatment (FOT), 65% of patients presented WSL. The incidence of patients who developed at least one new WSL during FOT was 55%.

4.2 Prevalência na Índia

S. NO.	AUTHOR & YEAR	MATERIALS & METHODS	RESULTS
1	Sagarika et al (2012) (Chennai)[36]	180 patients aged 12-20 years undergoing fixed orthodontic therapy for 12-15 months were evaluated for WSLs months Group I (test group) comprised of 90 subjects who were undergoing orthodontic treatment for a period of 12-15 months; Group II (control group) comprised of 90 subjects who were in need of orthodontic treatment.	The result showed a high prevalence rate of 75.6% in Group I compared to 15.6% in Group II.

2	Farishta et al (2015) Chhattisgarh [37]	The cross-sectional study was conducted among 380 orthodontic patients including 219 (57.6%) boys and 161 (42.4%) girls. The WSL index was used for visual evaluation	The overall occurrence of white spot lesions was 151 (39.7%) which was further categorized into Boys 67 (17.6%) and Girls 84 (22.1%).
3	Munjal et al (2016) Haryana [38]	The examination of 679 first permanent molars to assess the occurrence of smooth surface white spot lesions in children of 8 to 16 years age group. Group I comprised subjects without any orthodontic treatment and Group II comprised ofsubjects who had undergone orthodontic therapy.	278 (49.6%) first permanent molars showed occurrence of smooth surface white spot lesions out of 560 in Group I and 107 (89.9%) first permanent molars showed presence of white spot lesions out of 119 debanded first permanent molars of children examined in Group II.
4	Dogra et al (2019) Delhi NCR [39]	Prevalence of incipient white spot lesions in visually impaired children of Delhi NCR region was assessed by comparative analysis of Caries Assessment Spectrum and Treatment (CAST) index and International Caries	Prevalence of incipient white spot lesions in visually impaired children of Delhi NCR region was found to be 54.57 % with CAST index whereas according to ICDAS-II index code 1 Prevalence was 48.07% and according to Code 2 Prevalence was found to be 53.06%

		Detection and Assessment System II (ICDAS-II) score criteria	
5	Vignesh R et al (2020)[40]	A total of 165 patients and 990 teeth were reviewed for white spot lesions using photographs obtained after reviewing case sheets	The highest percentage of lesions were present in the maxillary right and left canines and was 78% and 67.7%, respectively, and the least was observed in the mandibular right and left central incisors namely 9.2% and 5.5%
6	Austin et al (2020) [41]	The association of white spot lesions (WSLs) with existing dental caries experience and other clinical parameters among children aged 7–12 years. Among 407 children	Among 407 children, 48.16% exhibited initial decalcification along the labial aspects of the central and lateral incisors.
7	Kashyap et al (2023) Gujarat [42]	Among 31 cities of Gujarat state, 4 largest cities (as per area), i.e., Ahmedabad, Vadodara, Surat, and Gandhinagar, were selected for screening of children for WSL up to 71 months of age. The minimum sample sizewas 280 participants from each city.	The overall prevalence of WSL was 31.8% (n = 2025) in Gujarat state. The highest prevalence of WSL was seen in Surat at 34.6% followed by Vadodara at 32.8, Ahmedabad at 32.1 and Gandhinagar at 27%

CAPÍTULO 5: ETIOLOGIA DAS LESÕES DE MANCHAS BRANCAS

A cárie dentária é a destruição localizada do dente, mas também é frequentemente descrita como uma doença ou processo crónico que progride muito lentamente na maioria dos indivíduos. *(Figura 1)* O que progride é a desmineralização gradual dos tecidos envolvidos que se mantêm activos devido a uma perturbação do equilíbrio fisiológico no biofilme ou placa dentária que cobre a superfície dentária afetada. A doença pode afetar o esmalte, a dentina e o cemento. A doença raramente é auto-limitada, a menos que a placa dentária que cobre o local seja removida e, na ausência de tratamento, a cárie dentária progride até à destruição do dente. A destruição localizada dos tecidos duros, frequentemente designada por lesão, é o sinal ou sintoma da doença.[43]

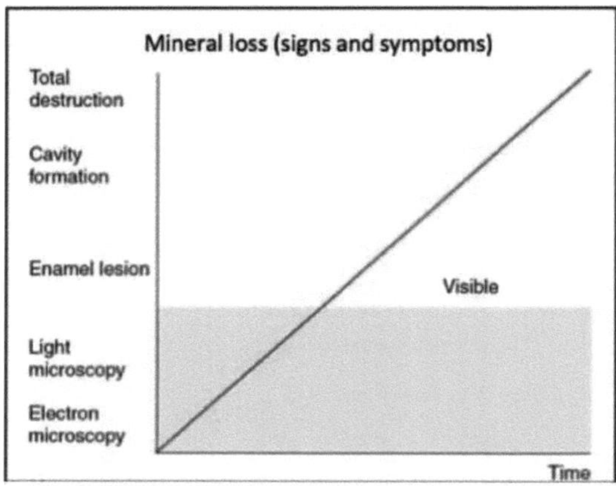

Figura 1: Principal progresso da perda mineral em relação ao tempo. A inclinação da linha pode variar consoante o desafio da cárie e o tempo pode variar entre semanas, meses e anos

A etiologia das lesões cariosas é geralmente um problema complexo, complicado por muitos factores. Não existe uma opinião universalmente aceite sobre a etiologia. Várias teorias da cárie dentária foram desenvolvidas ao longo de anos de investigação e observação.

5.1 ***Teorias das lesões cariosas***: [44 45]

I. Teorias anteriores:

- A lenda das minhocas

II. Teorias endógenas:

- Teoria humoral
- Teoria vital da cárie dentária

III. Teorias exógenas:

- Teoria química
- Teoria parasitária / séptica

IV. Novas teorias:

- Teoria Química - Parasitária (Acidogénica) de Miller
- Teoria Proteolítica (Gottlieb)
- Proteolítico - Teoria da quelação (Schatz e Martin)
- Teoria da quelação com sacarose (Egglers e Lura)
- Teoria autoimune (Jackson e Bunch)
- Teoria da serra iónica (Levine)

5.1.1 **<u>As primeiras teorias</u>**

5.1.1.1 A Lenda de Worms:

A referência mais antiga à cárie dentária é provavelmente do antigo texto sumério conhecido como a "Lenda dos Vermes", de cerca de 5000 a.C. A ideia de que a cárie é causada por vermes foi possivelmente prevalecente durante muito tempo, como é evidente nos escritos de Homero, que referiu que a dor de dentes era causada por um verme que bebia sangue dos dentes e se alimentava das raízes dos maxilares.[45]

5.1.2 Teorias endógenas:

5.1.2.1 Teoria humoral:

O médico grego Galeno acreditava que o desequilíbrio dos humores, ou seja, dos quatro fluidos elementares do corpo - sangue, fleuma, bílis negra e bílis amarela - causava todas as doenças (incluindo a cárie).[44]

5.1.2.2 Teoria vital da cárie dentária:

Juntamente com a teoria humoral, os primeiros médicos gregos, como Hipócrates, Celsus e Galeno, no final do século XVIII, propuseram a teoria vital da cárie dentária, que postulava que a cárie dentária se originava como uma gangrena óssea a partir do interior do próprio dente.[44]

5.2 Teorias exógenas:

5.1.3.1 Teoria química:

Parmly, na década de 1820, observou que a cárie dentária afectava o exterior e não o interior, como se pensava anteriormente. Foi proposto que um "agente quimérico" não identificado era responsável pela cárie. Este facto foi apoiado por Robertson em 1835, que propôs que a cárie dentária era causada pelo ácido formado pela fermentação de partículas de alimentos à volta dos dentes. Regnart, em 1838, efectuou efetivamente experiências com diferentes diluições de ácidos inorgânicos (como o sulfúrico e o nítrico) e verificou que estes corroíam o esmalte e a dentina.[46]

5.1.3.2 Teoria parasitária:

O primeiro a relacionar microrganismos com a cárie numa base causal, já em 1843, foi Erdl, que descreveu organismos filamentosos na membrana removida dos dentes. Posteriormente, Ficnus, em 1847, um médico alemão de Dresden, atribuiu a cárie dentária aos "denticolae", o termo genérico que propôs para os microrganismos relacionados com a cárie. Leber e Rottenstein, dois médicos alemães, divulgaram a ideia de que a cárie dentária começava como um processo químico, mas que os microrganismos vivos continuavam a desintegração tanto no esmalte como na dentina. Para além destas observações, Clark (1871, 1879), Tomes (1873) e Magitot (1878) concordaram que as bactérias eram essenciais para a cárie, embora sugerissem uma fonte exógena dos ácidos. Em 1880, Underwood e Miller apresentaram uma teoria séptica com a hipótese de que os ácidos capazes de causar descalcificação eram produzidos por bactérias que se alimentavam das fibrilas orgânicas da dentina. Relataram secções de dentina cariada com micrococos, bem como formas ovais e em forma de bastonete. [44 47]

5.1.4 Novas teorias

5.1.4.1 A Teoria Químico-Parasitária de Miller ou a Teoria Acidogénica:

W.D. Miller *(Figura 2)* foi o primeiro cientista e investigador bem conhecido da cárie dentária. Publicou extensivamente os resultados dos seus estudos, a partir de 1882, que culminaram na hipótese: "A cárie dentária é um processo químico-parasitário que consiste em duas fases, a descalcificação do esmalte, que resulta na sua destruição total, e a descalcificação da dentina como fase preliminar, seguida da dissolução do resíduo amolecido.[47]

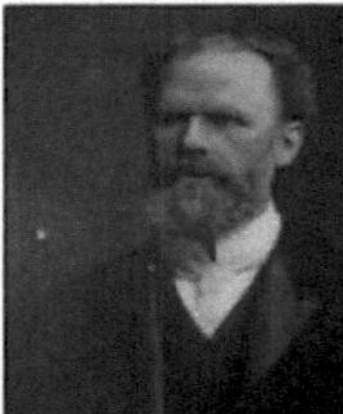

Figura 2: W. D. Miller

O ácido que afecta a descalcificação primária é derivado da fermentação de amidos e açúcar alojados nos centros de retenção dos dentes. Miller descobriu que o pão, a carne e o açúcar incubados in vitro com saliva à temperatura corporal, produziam ácido suficiente em 48 horas para descalcificar a dentina sã. Posteriormente, isolou numerosos microrganismos da cavidade oral, muitos dos quais eram acidogénicos e alguns eram proteolíticos. Uma vez que várias destas formas bacterianas eram capazes de formar ácido lático, Miller acreditava que a cárie não era causada por um único organismo, mas sim por uma variedade de microrganismos. [44]

Em Berlim, Leber e Rottenstein (1867) apresentaram provas experimentais adicionais que implicavam os ácidos (que tornavam o esmalte poroso) e as bactérias como o agente causador da cárie. Descreveram um microrganismo específico, *Leptothrix buccalis*, nos túbulos da dentina cariada e pensaram que era responsável pelo alargamento dos túbulos e por facilitar a rápida penetração dos ácidos. Underwood e Miles (1881) encontraram micrococos, bactérias ovais e redondas em secções histológicas de dentina cariada e consideraram a cárie como absolutamente dependente da presença de organismos que "criam um ácido que remove o sal de cal". [45]

W.D. Miller (1853-1907), numa série de experiências, demonstrou os seguintes factos:

1. O ácido estava presente na lesão cariosa mais profunda, como demonstrado pela reação no papel de tornassol.
2. Diferentes tipos de alimentos (pão, açúcar, mas não carne) misturados com saliva e incubados a 37°C podem descalcificar toda a coroa de um dente.
3. Vários tipos de bactérias da boca (foram isoladas pelo menos 30 espécies) podem produzir ácido suficiente para provocar cáries dentárias.
4. O ácido lático é um produto identificável nas misturas de incubação hidratos de carbono-saliva.
5. Diferentes microrganismos (filamentosos, bacilos longos e curtos e micrococos) invadem a dentina cariada.

Miller concluiu que nenhuma espécie de microrganismo causava cáries, mas sim que o processo era mediado por um microrganismo oral capaz de produzir ácido e digerir proteínas.

A teoria quimioparasitária foi reforçada por Williams (1897), que observou a placa dentária na superfície do esmalte. A placa foi considerada como um meio de localizar os ácidos orgânicos formados por microrganismos em contacto com a superfície do dente. A placa impedia parcialmente a diluição e neutralização dos ácidos orgânicos pela saliva. [45]

5.1.4.2 Teoria proteolítica;

A teoria clássica do quimioparasitismo não foi universalmente aceite. Em vez disso, tem sido proposto que os elementos orgânicos ou proteicos são a via inicial de invasão pelos microrganismos. O esmalte maduro é mais altamente mineralizado do que qualquer outro tecido de vertebrados. O dente humano contém apenas cerca de 1,5% a 2% de material orgânico, dos quais 0,3% a 0,4% são proteínas. De acordo com a teoria proteolítica, o componente orgânico é o mais vulnerável e é atacado por enzimas hidrolíticas de microorganismos. Isto precede a perda da fase inorgânica.

Gottlieb (1944) sustentou que a ação inicial se devia a enzimas proteolíticas que atacavam as lamelas, as bainhas dos bastonetes, os tufos e as paredes dos túbulos dentinários. Ele sugeriu que um cocos, provavelmente *Staphylococcus aureus,* estava envolvido devido à pigmentação amarela que ele considerou patognomónica de cárie dentária. De acordo com Gottlieb, o ácido por si só produz esmalte calcário, mas não cáries verdadeiras. As ideias de Gottlieb baseavam-se na observação de espécimes histológicos e na semelhança entre o esmalte cariado e o esmalte cujos componentes orgânicos eram corados com nitrato de prata. [45 48]

Frisbie (1944) também descreveu a cárie como um processo proteolítico que envolve a despolimerização e a liquefação da matriz orgânica do esmalte. Os sais inorgânicos menos solúveis podem então ser libertados da sua "ligação orgânica", favorecendo a sua solução por bactérias acidogénicas que penetram secundariamente ao longo de caminhos de entrada cada vez maiores.

Pincus (1949) defende que os organismos proteolíticos atacam primeiro os elementos proteicos, como a cutícula dentária, e depois destroem as bainhas dos prismas. Os prismas soltos cairiam então mecanicamente. Sugeriu também que os sulfatos de bacilos gram-negativos hidrolisavam o "sulfato de mucosa" do esmalte ou o sulfato de condroitina da dentina e produziam ácido sulfúrico. O ácido sulfúrico libertado pode combinar-se com o cálcio da fase mineral. É de notar que a composição dos componentes orgânicos do esmalte não se assemelha à do tecido conjuntivo e que não foi demonstrada uma abundância de polissacáridos sulfatados.

5.1.4.3 A Teoria da Proteólise-Chelation:

Esta teoria proposta por Schatz et al. (1955) implica uma degradação microbiana simultânea dos componentes orgânicos (logo, proteólise) e a dissolução dos minerais do dente pelo processo conhecido como quelação. [48]

A quelação é um processo que envolve a complexação de um ião metálico a uma substância complexa através de uma ligação covalente coordenada que resulta num composto altamente estável, pouco dissociado ou fracamente ionizado. Um quelato resulta da combinação de um ião metálico inorgânico com pelo menos dois grupos funcionais ricos em electrões numa única molécula orgânica. O agente quelante é uma molécula capaz de agarrar e manter um ião metálico numa garra (grego: chele = garra) e formar um anel heterocíclico. Os átomos que prendem o ião metálico são denominados ligandos e são geralmente compostos por oxigénio, azoto ou enxofre.[49]

A teoria da proteólise-quelação considera a cárie dentária como uma destruição bacteriana dos dentes em que o ataque inicial é essencialmente sobre os componentes orgânicos do esmalte. Os produtos de degradação desta matéria orgânica têm propriedades quelantes e dissolvem assim os minerais do esmalte. Isto resulta na formação de substâncias que podem formar quelatos solúveis com o componente mineralizado do dente e assim descalcificar o esmalte a um pH neutro ou mesmo alcalino. O esmalte também contém outros componentes orgânicos para além das proteínas amelogeninas e não amelogeninas, tais como mucopolissacarídeos, lípidos e citratos, que podem ser susceptíveis ao ataque bacteriano e atuar como agentes quelantes. A teoria da proteólise-quelação resolve a discussão sobre se o ataque inicial da cárie dentária é na porção orgânica ou inorgânica do esmalte, afirmando que ambas podem ser atacadas simultaneamente.[44]

5.1.4.4 A teoria de Sycrose-Chelation:

Egglers-Lura (1967) propôs que a sacarose em si, e não o ácido derivado dela, pode causar a dissolução do esmalte através da formação de um sacarato de cálcio ionizado. Eles postularam que os sacaratos de cálcio e os intermediários que complexam o cálcio requerem fosfato inorgânico e enzimas fosforilantes. Estes complexos provocam a libertação dos iões de cálcio e de fósforo do esmalte, resultando assim na cárie dentária. No entanto, uma nova investigação efectuada por outros trabalhadores não conseguiu confirmar este facto, mas mostrou que se pode formar um complexo solúvel, mesmo a valores de pH alcalinos, entre a sacarose, o óxido de cálcio e o hidróxido de cálcio, mas não com o fosfato de cálcio.[50]

5.1.5 Outras teorias da cárie:

5.1.5.1 Teoria autoimune:

Jackson e Burch, em 1966, sugeriram que zonas ou regiões de odontoblastos em locais específicos com a polpa de dentes específicos são danificadas por um processo autoimune, de modo que a capacidade de defesa da dentina e do esmalte sobrejacentes fica comprometida e concluíram que a cárie deve ser considerada como um processo degenerativo. Inicialmente, o evento da doença corresponde a uma forma de mutação genética somática nas células estaminais centrais de controlo do crescimento. As células mutantes descendentes sintetizam auto-anticorpos que danificam grupos específicos de odontoblastos, determinando assim os locais de suscetibilidade à cárie. [51]

5.1.5.2 Teoria do sequestro de fosfatos:

Utilizando fósforo radioativo, Luoma, em 1964, demonstrou que o fosfato inorgânico era absorvido pelas bactérias da placa bacteriana durante o metabolismo dos hidratos de carbono, sendo o fosfato necessário para a fosforilação dos açúcares e para os polifosfatos que armazenam energia. Foi postulado que existe um equilíbrio estável entre o fosfato inorgânico da saliva e a fase mineral do esmalte. De acordo com esta teoria, à medida que as bactérias absorvem o fosfato, o fosfato inorgânico deve ser removido do esmalte. No entanto, in vivo, existe um fluxo contínuo de saliva contendo fosfatos inorgânicos solúveis que estão mais facilmente disponíveis para as bactérias do que a fase mineral insolúvel do esmalte, desde que a saliva possa difundir-se através da placa bacteriana até às bactérias. [44]

5.1.5.3 Teoria de Levine See-Saw:

Esta teoria foi proposta por Levine em 1977. De acordo com esta teoria, existe uma relação química entre a placa de esmalte e os factores que determinam o movimento dos minerais da saliva ou da placa para o esmalte e vice-versa, o que foi designado por mecanismo iónico de "gangorra". Levine propôs que a desmineralização e remineralização do esmalte é um processo contínuo. Se, num determinado intervalo de tempo, mais iões saírem do esmalte do que entrarem, então há uma desmineralização líquida, o que anuncia o início do processo carioso. Foi provado que os iões são constantemente trocados entre o esmalte e a placa bacteriana. Esta teoria enfatiza a importância do pH da placa bacteriana, da concentração de iões cálcio e fosfato na interfase e da concentração de iões fluoreto.[52]

5.1.6 Conceitos actuais da etiologia da cárie

A cárie é uma doença multifatorial que consiste principalmente em três parâmetros que contribuem mais frequentemente para o início da cárie dentária, nomeadamente, o fator hospedeiro (superfície dentária suscetível), o microrganismo *(Streptococcus mutans)* e a dieta (sacarose), mas a interação entre estes factores tem de ocorrer num período de tempo adequado. Assim, o quarto fator foi considerado como um fator independente ou todos os três factores primários foram colocados sob o fator tempo (anel exterior). Este fator foi acrescentado para realçar a importância do fator tempo na origem da doença, juntamente com os outros três factores primários. Assim, o conceito atual da etiologia da cárie dentária inclui estes quatro factores importantes, tal como descritos no círculo de Keye. *(Figura 3)* Existem vários subfactores ou cofactores que contribuem direta ou indiretamente para o início da cárie dentária.

cáries.[53 50]

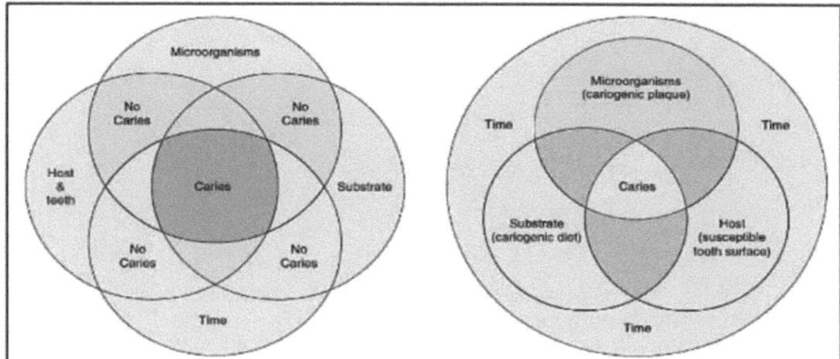

Figura 3: Círculo de Keye - Conceito atual da etiologia da cárie

Foi realizado um seminário sobre mecanismos e técnicas de controlo da cárie dentária no

Universidade de Michigan em 1947. Este grupo enumerou uma série de factores indirectos que podem influenciar a etiologia da cárie.

Os factores do hospedeiro que influenciam a etiologia da cárie são os seguintes [44] *(Figura 4)*

1. Fator dentário

-Composição

-Caraterísticas morfológicas

-Posição

2. Fator salivar

- Composição (inorgânica e orgânica)

-pH
-Quantidade
- Viscosidade

- Factores antibacterianos

3. Fator dieta

-Factores físicos
a) Qualidade da alimentação

- Factores locais
a) Teor de hidratos de carbono

b) Teor de vitaminas

c) Teor de flúor

5.1.6.1 Fator dentário:

5.1.6.1.1 <u>Composição:</u> O fator dente ou um dente suscetível é a caraterística mais importante na etiologia da cárie. A estrutura e a composição dos dentes influenciam indubitavelmente o início e a progressão de uma lesão de cárie. Estudos sobre a composição química do esmalte indicam que o esmalte superficial é mais resistente à cárie do que o esmalte sub-superficial.

Foram registadas diferenças significativas no teor de flúor dos dentes sãos e cariados, enquanto não há diferenças em termos de cálcio, fósforo, magnésio e carbono. O esmalte dos dentes sãos contém 0,0111 ± 0,0020% de flúor, enquanto o dos dentes cariados contém 0,0069 ± 0,0011% de flúor. As microradiografias das lesões cariosas iniciais também indicam uma descalcificação acentuada do esmalte subsuperficial, enquanto a superfície está relativamente intacta. Com a idade, ocorrem alterações no esmalte, tais como uma diminuição da densidade e da permeabilidade e um aumento do teor de azoto e de flúor. Estas alterações fazem parte do processo de "maturação" pós-eruptiva, pelo qual os dentes se tornam mais resistentes à cárie com o tempo. [44][54]

5.1.6.1.2 **Caraterísticas morfológicas do dente:** A única caraterística morfológica que pode predispor ao desenvolvimento de cáries é a presença de fissuras oclusais profundas e estreitas ou fossas vestibulares ou linguais. Essas fissuras tendem a reter alimentos, bactérias e detritos e, uma vez que os defeitos são especialmente comuns na base das fissuras, a cárie pode desenvolver-se rapidamente nessas áreas. Pelo contrário, à medida que a atrição avança, os planos inclinados tornam-se achatados, proporcionando menos oportunidades para o aprisionamento de alimentos nas fissuras e, assim, a predisposição para a cárie diminui.

5.1.6.1.3 **Posição:** A posição dos dentes é um fator importante na etiologia da cárie dentária. Os dentes que estão apinhados, desalinhados, fora de posição, rodados ou de outra forma não situados normalmente podem ser difíceis de limpar e tendem a favorecer a acumulação de alimentos e detritos. Os terceiros molares parcialmente impactados são mais propensos à cárie dentária. [55]

5.1.6.2 Fator de saliva:

5.1.6.2.1 Composição: A saliva é composta por mais de 99% de água e menos de 1% de sólidos, na sua maioria electrólitos e proteínas. O termo "saliva" refere-se ao fluido misturado na boca em contacto com os dentes e a mucosa oral, que é frequentemente designado por "saliva total". Normalmente, a produção diária de saliva total varia entre 0,5 e 1,0 litros. Noventa por cento da saliva total é produzida por três glândulas salivares principais emparelhadas, as glândulas parótida, submandibular e sublingual. As secreções das muitas glândulas salivares menores na mucosa oral também contribuem, embora apenas um pouco menos de 10%.

Além disso, a saliva total contém contribuições de fontes não glandulares, como o fluido crevicular gengival, numa quantidade que depende do estado periodontal do paciente. A saliva total, em contraste com a saliva glandular, também contém grandes quantidades de células epiteliais da mucosa oral e milhões de bactérias. Estes componentes conferem à saliva total o seu aspeto turvo, diferente da saliva glandular, que é transparente como a água.[54]

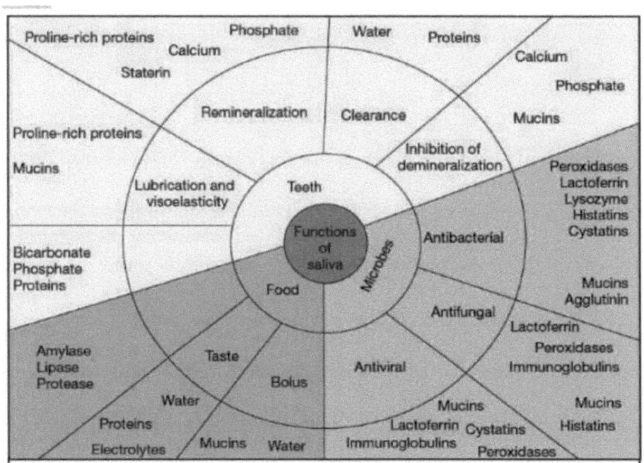

Figura 4: Múltiplas funções da saliva em relação aos dentes, ingestão de alimentos e microbiologia oral. Como demonstrado, tanto a quantidade de saliva como a sua composição inorgânica e orgânica têm uma vasta gama de funções

Num estudo realizado por Yang TY et al.[55] foi demonstrado que um componente da protease PR3 da saliva está associado à gravidade da cárie dentária, estando os níveis baixos associados a uma maior gravidade da cárie. Também mencionaram que *o S. mutans* é suscetível à PR3.

5.1.6.2.2 **nff:** O pH da saliva tem sido intensamente estudado devido à aparente relação do pH ácido da saliva com a cárie dentária. É importante que a saliva tenha uma composição que proteja os dentes contra a desmineralização. O aumento da taxa de fluxo salivar aumenta a concentração de proteínas, sódio, cloreto e bicarbonato e diminui a concentração de magnésio e fósforo. Talvez o mais importante seja o aumento da concentração de bicarbonato, que aumenta progressivamente com a duração da estimulação. O aumento da concentração de bicarbonato difunde-se na placa bacteriana, neutraliza os ácidos da placa bacteriana, aumenta o pH da placa bacteriana e favorece a remineralização do esmalte e da dentina danificados.[56]

As actividades salivares do cálcio e do fosfato (formas ionizadas) tornam-se importantes porque ambos os iões fazem parte da célula unitária da hidroxiapatite [Ca10 (PO4)6(OH) 2]. Numa forma repetida, as células unitárias constituem os grandes cristais de hidroxiapatite que são o principal componente inorgânico dos dentes humanos. Quando as actividades dos iões cálcio, fosfato e hidroxilo são conhecidas, o produto de atividade iónica para a hidroxiapatite (IAPHAp) na saliva pode ser calculado pela fórmula:

$$\mathbf{IAPHAp = (Ca^{2+})^{10} (PO4^{3-})^{6} (OH^{-})^{2}}$$

A partir desta expressão, pode ver-se que o produto da atividade iónica aumenta com o aumento das actividades destes iões na saliva e vice-versa. Embora tanto a concentração total de cálcio como a concentração total de fosfato da saliva influenciem o produto da atividade iónica, o fator mais importante é o pH da saliva. Assim, uma queda no pH de uma unidade de pH 6 para pH 5 reduzirá a atividade do ião hidroxilo 10 vezes e a atividade do ião fosfato quase 100 vezes, reduzindo assim o produto global da atividade iónica para a hidroxiapatite muitas vezes. [43]

Numa solução aquosa pura em que tenha ocorrido um equilíbrio completo entre a substância dentária e a água, o produto da atividade iónica será igual ao produto de solubilidade da substância dentária. Assim, o produto de solubilidade é uma constante que precisa de ser determinada. À temperatura da boca, o produto de solubilidade da substância dentária humana é, em média, 10^{-117} mol^{18} l^{18} . Se o produto da atividade iónica for maior do que o produto de solubilidade, a saliva fica supersaturada e pode ocorrer remineralização. Se o produto da atividade iónica for menor do que o produto de solubilidade, a saliva está sub-saturada e pode ocorrer desmineralização. No entanto, a super-saturação ou sub-saturação da saliva não implica que algo vai acontecer com a substância dentária, apenas que pode acontecer.

Curva de Stephan: No início do século XX, o Dr. Robert Stephan, um oficial do Serviço de Saúde Pública dos Estados Unidos, sugeriu que existia uma alteração contínua do pH salivar após o consumo de alimentos e bebidas, especialmente com hidratos de carbono fermentáveis. A curva de Stephan é uma representação gráfica que descreve a rápida queda do pH no biofilme da placa bacteriana para um nível que pode causar a desmineralização do esmalte dentário após o consumo de alimentos e bebidas com açúcar.[57] O conceito de "pH crítico" também foi introduzido por Stephan. (*Figura 5*) O pH a partir do qual uma determinada saliva deixa de estar saturada com cálcio e fosfato é referido como o "pH crítico"; abaixo deste valor, o material inorgânico do dente pode dissolver-se. A saliva não estimulada terá geralmente um pH crítico mais baixo do que a saliva estimulada devido a uma maior concentração de fosfato total na saliva não estimulada. [44] Indivíduos diferentes podem também ter valores de pH crítico diferentes devido a variações inter-individuais nas concentrações de saliva, cálcio total e fosfato. Assim, o pH crítico da saliva não é constante, mas sim uma variável dinâmica, que varia em torno de um valor médio de pH de 5,5.[58]

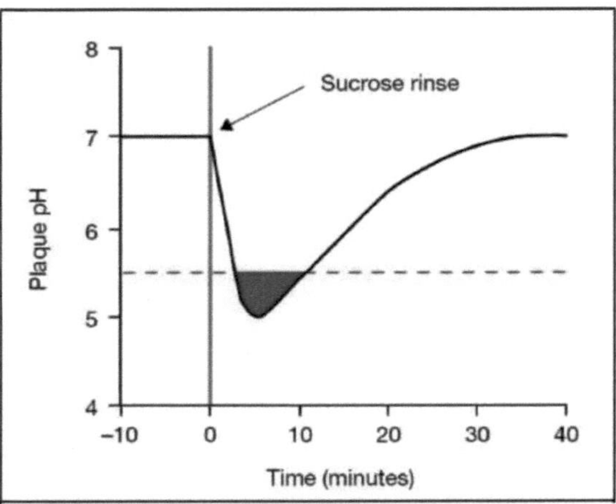

Figura 5: Curva de Stephan do pH da placa bacteriana em resposta a um enxaguamento oral com sacarose. Apesar da capacidade tampão da saliva, o pH da placa cai imediatamente após o enxaguamento para valores abaixo do pH crítico da saliva humana (área vermelha), voltando depois lentamente à linha de base. A razão para esta queda é que a placa bacteriana pode formar uma barreira de difusão que impede a difusão dos sistemas tampão salivares na placa bacteriana. Além disso, a capacidade tampão salivar é apenas moderada em comparação com, por exemplo, muitos alimentos comuns quando determinada a pH 5,5 e na gama de pH 4 a 7

O sistema tampão de bicarbonato: O equilíbrio para o sistema tampão de bicarbonato é o seguinte: [59]

$$\mathbf{CO2 + H2O \leftrightarrow H2CO3 \leftrightarrow HCO^{3-} + H^{+}}$$

Em que CO2 é dióxido de carbono, H2CO3 é ácido carbónico e HCO^{3-} é bicarbonato. A hidratação do CO2 em ácido carbónico e vice-versa é catalisada pela enzima anidrase carbónica. Na saliva, o CO2 está presente principalmente como gás dissolvido com uma pressão parcial (PCO2) na saliva parótida de cerca de 6 kPa, que é igual à PCO2 no sangue.

O pH da cavidade oral é mantido em cerca de 6,4 a 7,4 para assegurar a manutenção da integridade da estrutura dentária. Uma vez que o alimento está na boca, ocorrem dois eventos importantes:

(1) Diminuição do pH

(2) Aumento da concentração de bicarbonato

A queda do pH é causada pelo aumento das concentrações de H^+ na placa bacteriana, devido à produção de ácido lático pelas bactérias quando fermentam os hidratos de carbono. A capacidade tampão da saliva deve-se principalmente à presença de iões de bicarbonato, segregados nos canais. A concentração de bicarbonato é determinada pela estimulação da saliva e pela anidrase carbónica (segregada pelas células acinares serosas das glândulas parótidas e submandibulares). Na saliva estimulada, como quando se come, o fluxo de saliva aumenta drasticamente. É produzido mais bicarbonato como subproduto do metabolismo celular, que se difunde na placa dentária e ajuda a neutralizar o aumento da quantidade de ácido (H^+) produzido pelos micróbios orais. Na saliva existe o seguinte equilíbrio:[60]

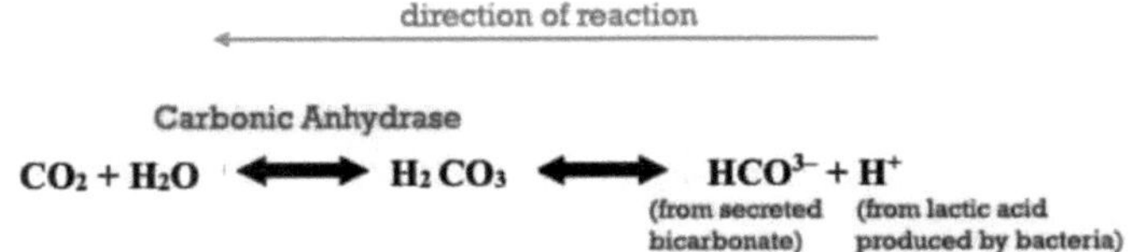

A anidrase carbónica catalisa esta reação, conduzindo a conversão do ácido carbónico em dióxido de carbono e água. Como a pressão parcial de CO2 na saliva é agora superior à da atmosfera e a boca é um sistema aberto, o CO_2 difunde-se para fora da saliva. À medida que a concentração de ácido carbónico diminui, mais iões de bicarbonato ligam-se aos iões de hidrogénio para formar ácido carbónico, estabelecendo um novo equilíbrio. Desta forma, o excesso de H^+ produzido na placa bacteriana é efetivamente neutralizado e removido, reduzindo o risco de cárie dentária.

5.1.6.2.2 Quantidade de Saliva: A quantidade de saliva secretada num determinado período de tempo pode, pelo menos teoricamente, influenciar a incidência de cáries. Isto é especialmente evidente em casos de aplasia das glândulas salivares e xerostomia, nos quais o fluxo salivar pode ser totalmente inexistente, resultando tipicamente em cáries dentárias desenfreadas. Verificou-se que a gama de variação da saliva em repouso entre diferentes pessoas é maior do que a gama da saliva estimulada. Os dentes que são mais banhados em saliva, os caninos inferiores e os incisivos inferiores, são menos susceptíveis a cáries do que os dentes noutras localizações orais.[44]

A taxa de fluxo salivar é simplesmente um fator adicional que ajuda a contribuir para a suscetibilidade ou resistência à cárie. Pequenos aumentos ou diminuições no fluxo podem ser pouco significativos. No entanto, a redução total ou quase total do fluxo salivar afecta negativamente a cárie dentária. A redução do fluxo salivar ou hipossalivação é uma consequência de condições patológicas ou do uso de anti-sialagogos. Um baixo fluxo salivar e, especialmente, um baixo fluxo salivar não estimulado também favorece uma microflora dentária ácida e mais cariogénica, rica em bactérias acidogénicas e acidúricas, como os lactobacilos e os estreptococos mutans. Assim, um baixo caudal de saliva não só prolonga o tempo de limpeza e os períodos de pH baixo da placa bacteriana, como também pode alterar a ecologia da boca.

5.1.6.2.3 Viscosidade da Saliva: A viscosidade da saliva é responsável pelas diferenças na atividade da cárie entre pessoas diferentes. A viscosidade da saliva deve-se em grande parte ao conteúdo de mucina, derivado das glândulas submandibulares, sublinguais e salivares menores, mas o significado desta substância em relação à cárie dentária não é totalmente claro.[61]

5.1.6.2.4 Propriedades antibacterianas da saliva: Vários factores antibacterianos salivares protegem a mucosa oral e as superfícies duras, ajudando a regular a quantidade e a distribuição das espécies de micróbios orais. A maioria destas proteínas pode inibir o metabolismo, a adesão ou mesmo a viabilidade de microrganismos cariogénicos.

As principais proteínas antimicrobianas da saliva humana total são as seguintes: (*Figura 6*) [56]

Protein	Major target/function
Non-immunoglobulin (innate) proteins	
Lysozyme	Gram-positive bacteria, *Candida*
Lactoferrin	Bacteria, yeasts, viruses
Salivary peroxidase and myeloperoxidase	Antimicrobial, decomposition of H_2O_2
Histatins	Antifungal, antibacterial
Cystatins	Antiviral, protease inhibitors
Agglutinins	
Parotid saliva glycoproteins	Agglutination/aggregation of a number of microorganisms
Mucins	Same
β_2-Microglobulin	Same
Immunoglobulins	
Secretory IgA	Inhibition of adhesion
IgG	Enhancement of phagocytosis
IgM	Enhancement of phagocytosis

Figura 6: Principais proteínas antimicrobianas da saliva humana total

Papel da película: (*Figura 7*) A saliva raramente está em contacto direto com a superfície do dente. O compartimento da saliva é separado da superfície do dente por um biofilme fino e livre de bactérias chamado película adquirida. A película adquirida do esmalte é um biofilme acelular formado por proteínas, hidratos de carbono e lípidos que se adsorvem à superfície do esmalte. A espessura da película varia entre locais orais e pode atingir 1-10 µm, tornando-se mais espessa com o tempo. Esta fina camada forma a base para a subsequente adesão de microrganismos. A camada de película, mesmo que fina, desempenha um papel importante na proteção do dente contra danos mecânicos e químicos, mas também serve como uma barreira de difusão (por exemplo, para ácidos).

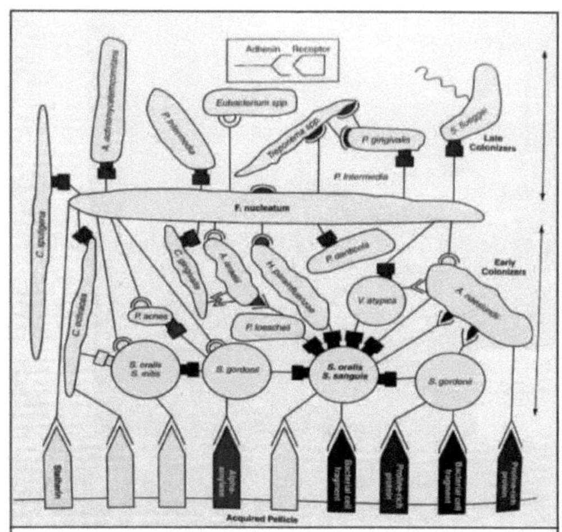

Figura 7: Representação esquemática da formação inicial da placa. Os primeiros colonizadores ligam-se a receptores na película

Na molécula da película, os movimentos devidos a outras forças que não a difusão são mais lentos do que na maioria das outras partes da película salivar. A camada relativamente imperturbável de líquido na película irá, por conseguinte, reduzir a solubilidade da superfície do esmalte em comparação com a saliva total, devido às suas elevadas concentrações de cálcio e fosfato. A película não é removida mecanicamente pela escovagem normal dos dentes, mas os detergentes dos dentífricos e o polimento com taças e pós de borracha, bem como o condicionamento ácido e o branqueamento, removem a película. No entanto, esta volta a formar-se em poucos minutos, exceto numa boca seca, em que demora muito mais tempo. A falta de uma película torna as superfícies dentárias mais susceptíveis aos ácidos e, consequentemente, à desmineralização. [58 62]

5.1.6.3 Fator de dieta

A dieta desempenha um papel importante na contribuição para o desenvolvimento da cárie dentária. A relação entre a dieta e a cárie inclui principalmente a quantidade e o tipo de hidratos de carbono fermentáveis consumidos na dieta.

Os factores que afectam a cariogenicidade da dieta são:[63,43]

a. Tipos de hidratos de carbono
b. Forma física de retenção de alimentos e depuração oral
c. Frequência de ingestão
d. Factores de proteção nos alimentos

5.1.6.3.1 <u>Tipos de hidratos de carbono:</u> (*Figura 8*)

Os hidratos de carbono fornecem às bactérias da placa bacteriana o substrato para a produção de ácido e a síntese de polissacáridos extracelulares. Nem todos os hidratos de carbono são igualmente cariogénicos. Os hidratos de carbono complexos, como o amido, são relativamente menos nocivos porque não são completamente digeridos na boca, mas os hidratos de carbono de baixo peso molecular (açúcares) difundem-se facilmente na placa bacteriana e são rapidamente metabolizados pelas bactérias. Assim, muitos alimentos e bebidas que contêm açúcar provocam uma rápida descida do pH da placa bacteriana para um nível que pode causar a desmineralização do esmalte dentário.[64]

A síntese de polissacáridos extracelulares a partir da sacarose é mais rápida do que a partir da glucose, da frutose ou da lactose. Consequentemente, a sacarose é o açúcar mais cariogénico, embora os outros açúcares também sejam prejudiciais. Como a sacarose é o açúcar mais consumido, é uma causa muito importante de cárie dentária. [66]

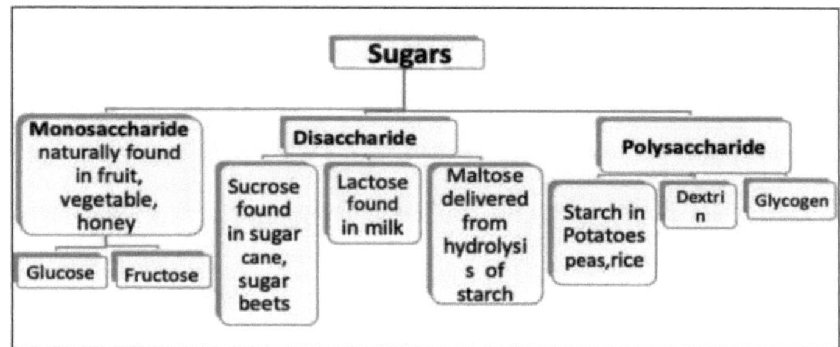

Figura 8: Diferentes tipos de hidratos de carbono na dieta relacionados com a cárie dentária

5.1.6.3.2. <u>Forma física da retenção de alimentos:</u>

Os alimentos crus e não refinados são menos cariogénicos do que os alimentos refinados e macios. Isto pode ser apreciado se as dietas do homem primitivo e do homem moderno forem comparadas. A dieta do homem primitivo consistia geralmente em alimentos crus e não refinados que continham grandes quantidades de fibras, que limpam os dentes de detritos aderentes. Para além disso, a presença de terra e areia em vegetais incompletamente limpos na dieta primitiva induzia um desgaste severo das superfícies oclusais e proximais dos dentes. Isto resultou no achatamento das superfícies oclusais e proximais, causando uma redução na probabilidade de cárie. Na dieta moderna, os alimentos macios e refinados tendem a aderir tenazmente aos dentes e não são removidos devido à falta de matéria-prima. Assim, a forma física dos alimentos modernos é mais cariogénica.[43]

5.1.6.3.3 Frequência de ingestão e depuração oral:

Uma elevada taxa de secreção, juntamente com a mastigação, ajuda a eliminar os açúcares e as partículas de alimentos da cavidade oral. Um tempo de eliminação curto reduz o tempo em que o açúcar está disponível para a produção de ácido pelas bactérias da placa dentária. Durante a hipossalivação, que pode ser encontrada em relação à irradiação na área da cabeça e pescoço, síndroma de Sjogren, cirurgia ou medicação, ou em grupos etários mais velhos com saúde precária, é frequentemente encontrado um aumento da taxa de cáries.[67]

É necessário que os hidratos de carbono fermentáveis e a placa bacteriana estejam presentes na superfície do dente durante um período de tempo mínimo para que o ácido se forme e cause a desmineralização do esmalte dentário. Os alimentos e bebidas que contêm açúcar provocam uma descida rápida do pH da placa bacteriana para um nível que pode causar a desmineralização do esmalte. Demora cerca de 30-60 minutos a regressar ao seu pH normal (na ordem dos 7). O regresso gradual do pH aos valores de base resulta da difusão dos ácidos para fora da placa bacteriana e dos tampões na placa bacteriana e na película salivar que a cobrem, exercendo um efeito neutralizante. O consumo repetido e frequente de açúcar, como petiscar entre as refeições, mantém o pH da placa bacteriana em níveis baixos e pode causar a desmineralização dos dentes. Assim, os hidratos de carbono que são eliminados da cavidade oral pela saliva e pela deglutição são menos propícios à cárie do que aqueles que são eliminados lentamente. Alimentos como o queijo e os amendoins podem reduzir a produção de ácido após uma ingestão prévia de alimentos contendo sacarose. Os amidos podem aumentar as propriedades cariogénicas dos açúcares se forem consumidos ao mesmo tempo. Produtos como bolachas doces, chocolates e batatas fritas têm uma elevada capacidade de retenção.[43 50]

5.1.6.3.4 Factores de proteção nos alimentos

Os alimentos e componentes alimentares que têm propriedades anticariogénicas são por vezes referidos como "factores cariostáticos".

O flúor é o fator cariostático mais eficaz. Outros factores de proteção são os seguintes:

Apesar de ser uma das principais fontes de açúcares na dieta das crianças pequenas, o leite de vaca é relativamente não cariogénico. O açúcar do leite é a lactose, que é o açúcar menos cariogénico. A natureza não cariogénica do leite pode ser atribuída à presença de cálcio, fosfato e caseína.

O queijo é anticariogénico. O consumo de queijo aumenta o pH oral através da estimulação do fluxo salivar e aumenta as concentrações de cálcio na placa bacteriana, o que protege contra a desmineralização. O queijo também contém fosfopeptídeos de caseína, nano-complexos de fosfato de cálcio amorfo que desempenham um papel importante no processo de desmineralização.

Os factores de proteção nas plantas incluem fosfatos orgânicos, fosfatos inorgânicos, polifenóis e fitatos. O fosfato inorgânico mais eficaz na prevenção de cáries dentárias é o trimetafosfato de sódio, que demonstrou ser eficaz quando adicionado a pastilhas elásticas e mastigado por crianças três vezes por dia. No entanto, os níveis de trimetafosfato de sódio necessários para prevenir as cáries dentárias podem resultar em consumos de sódio indesejavelmente elevados. [43]

O chá é uma fonte rica de flúor, especialmente o verde, o preto e o oolong. Uma chávena de chá contém aproximadamente 0,3-0,5 mg de fluoreto. A ação anticariogénica do chá consiste no facto de ser bactericida para o Streptococcus mutans. Inibe a adesão bacteriana, inibe a glucosil transferase e inibe a amilase salivar.[68]

As pastilhas elásticas sem açúcar, para além de serem adoçadas com edulcorantes não cariogénicos, proporcionam um estímulo gustativo e mecânico ao fluxo salivar, pelo que podem ser consideradas cariostáticas. Foi demonstrado que a mastigação de pastilhas elásticas sem açúcar durante 20 minutos após uma refeição ou um lanche acelera o regresso ao pH oral normal.

Os substitutos do açúcar podem ser classificados em dois grandes grupos: os edulcorantes intensos (não calóricos) e os edulcorantes a granel (calóricos).

Existe um potencial para que os factores cariostáticos sejam isolados dos alimentos para serem utilizados como aditivos alimentares anti-cariogénicos; no entanto, a eficácia destes aditivos teria de ser confirmada em ensaios clínicos humanos.

A classificação dos substitutos do açúcar é a seguinte: (*Figura 9*) [43]

Intense sweeteners	Bulk sweeteners
Acesulfame-K	Lycasin
Alitame	Maltitol
Aspartame	Mannitol
Cyclmate	Sorbitol
Glyrrihizi	Xylitol
Mirakulin	Isomalt
Monellin	
Neohesperdine DC	
Saccharin	
Sucralose	
Thaumatin	

Figura 9: Classificação dos substitutos do açúcar

5.1.6.4 Factores sistémicos

A relação entre a diabetes mellitus e a doença periodontal é amplamente conhecida. A relação entre a diabetes mellitus e a prevalência de cárie dentária é menos clara. As pessoas com diabetes mellitus parecem ter factores predisponentes, como a diminuição da secreção salivar e a glicose salivar elevada, que podem colocá-las num risco acrescido de cárie dentária.[69]

A hereditariedade tem sido associada à incidência da cárie dentária. G.V. Black referiu que, quando a família permanece numa localidade, as crianças vivem em condições semelhantes às dos pais na sua infância, a suscetibilidade à cárie será muito semelhante na grande maioria dos casos. O facto de os factores locais poderem facilmente alterar esta tendência (por exemplo, a exposição a uma dieta altamente refinada induzindo uma elevada experiência de cárie) indicaria que a hereditariedade não exerce uma forte influência na determinação da suscetibilidade individual à cárie. [43]

5.1.6.4.1 Papel dos microrganismos

Miller demonstrou a presença de microorganismos nos túbulos dos dentes cariados. Estes eram principalmente cocos e leptotrix, como ele os chamou, e lançaram as bases para o papel dos ácidos elaborados por bactérias na produção de cáries. Em 1900, Goadby isolou um bacilo gram-positivo da dentina cariada e denominou-o *B. necrodentalis.* Concluiu que estes desempenhavam um papel na descalcificação tanto do esmalte como da dentina. Mais tarde, alterou a sua opinião, afirmando que certos estreptococos eram a causa ativa da cárie. Mais tarde, em 1922, McIntosh, James e Lazarus-Barlow preocuparam-se com os microrganismos capazes de baixar o pH ao ponto de amolecer o esmalte. A partir de dentina cariada, isolaram bactérias que designaram por *Bacillus acidophilus odontolyticus*. Por volta da mesma altura, Clarke, na Grã-Bretanha, isolou um estreptococo de dentes que se encontrava nas fases iniciais da doença. Em 1924, ele descreveu uma nova espécie de estreptococo, *S. mutans,* que era quase sempre isolado de lesões cariosas nos dentes de pacientes britânicos. Embora o trabalho tenha sido confirmado três anos mais tarde por McLean, o interesse científico pelo *S. mutans* permaneceu adormecido até à sua redescoberta em meados da década de 1960.

Quando *o Streptococcus mutans* e *os Lactobacilli* são combinados com hidratos de carbono fermentáveis, como a glucose, a frutose ou a sacarose, é produzido ácido lático, resultando numa diminuição do pH intra-oral, criando um ambiente ácido que inicia a descalcificação do esmalte. O pH intra-oral recupera após 30-60 minutos devido à capacidade de tamponamento natural do corpo, mas nessa altura já ocorreu tempo suficiente para o processo de cárie começar. O Dr. Robert Stephan foi o primeiro a descrever esta alteração de pH em 1943. Assim que o ácido lático é introduzido no ambiente oral, verifica-se uma queda rápida do pH que recupera a um ritmo muito mais lento do que o necessário para a queda. Devem estar presentes três factores: a superfície do dente, as bactérias e os hidratos de carbono fermentáveis. À medida que o pH intra-oral desce abaixo de 5,5, o esmalte começa a desmineralizar-se, o passo inicial na formação da cárie dentária.

(*Figura 10*)

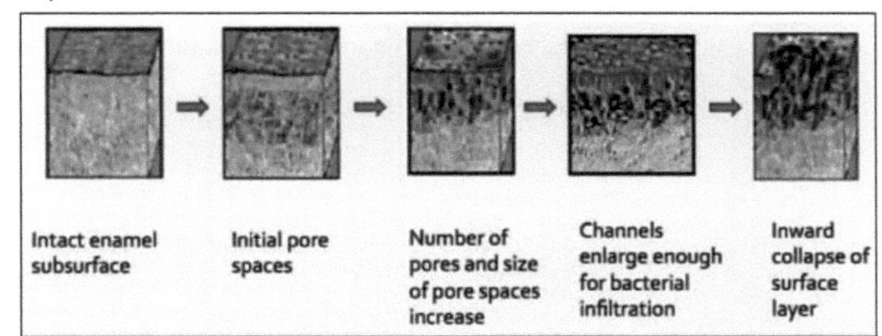

Figura 10: Progressão do esmalte descalcificado (WSL)- Ao nível microscópico de uma lesão de mancha branca, a desmineralização cria espaços porosos no esmalte, que podem aumentar de tamanho e, eventualmente, causar o enfraquecimento completo da superfície do esmalte

As cáries não se formam imediatamente em dentes saudáveis, uma vez que os nossos dentes desenvolvem naturalmente um biofilme que se forma a partir das proteínas dos nossos alimentos e das bactérias que colonizam a superfície do dente.[11] Curiosamente, os nossos dentes são a única superfície natural do nosso corpo que não se desprende, facilitando a colonização de bactérias nos nossos dentes, permitindo o desenvolvimento de cáries dentárias.[12]

Ao longo dos séculos, os seres humanos têm-se debatido com o problema de ter de manter as superfícies dos seus dentes livres de placa bacteriana. Independentemente do método ou dispositivo, o objetivo tem sido sempre remover esta placa mole e garantir que a cárie não ocorre. A escovagem duas vezes por dia com pasta dentífrica com flúor, a utilização de elixir bucal e o uso diário de fio dentário fazem parte do mantra terapêutico dentário há décadas. A eficácia deste método tem sido bem documentada, apoiando a negligência como a principal causa do desenvolvimento de cáries. Como existe uma necessidade de instrução adequada sobre higiene oral, os nossos pacientes não são os únicos negligentes, simplesmente porque essa instrução de rotina raramente ocorre nos consultórios ortodônticos actuais.

CAPÍTULO 6 : FORMAÇÃO E DESENVOLVIMENTO DE LESÕES DE MANCHAS BRANCAS

Em geral, uma lesão de cárie precoce em esmalte é observada clinicamente como uma mancha branca opaca. A área da lesão é ligeiramente mais macia do que o esmalte saudável circundante e aumenta de brancura quando seca ao ar. As principais caraterísticas do esmalte cariado podem, no entanto, ser observadas se for efectuada uma secção transversal da área esbranquiçada. O aspeto opaco, branco e calcário das Lesões de Manchas Brancas deve-se a um fenómeno ótico causado pela perda de minerais na superfície e subsuperfície do esmalte.[70] Estas lesões também tendem a parecer ásperas e porosas em comparação com as manchas brancas não cariosas que são geralmente lisas e brilhantes.[71]

Há meio século, Hollander e Saper[72] observaram este fenómeno mas pensaram tratar-se de um artefacto fotográfico. Mais tarde, vários autores (Applebaum[73] ; Thewlis[74] ; Besic[75] ; Coolidge et al[76] ; Gray e Francis[77]) verificaram este fenómeno de desmineralização subsuperficial.

Os estudos acima referidos foram efectuados e permitiram chegar às seguintes conclusões:

a) A camada superficial que cobre uma lesão de esmalte é uma área porosa mas ainda rica em minerais.

b) A área subsuperficial (corpo da lesão) é pobre em minerais (10-70 vol %)

c) A morfologia da superfície da lesão inicial é diferente em comparação com o esmalte sadio. Em geral, o padrão dos perikymata é mais claramente delineado e existem numerosos buracos focais (Arends et al[78] ; Thylstrup et al[79] ; Haikel et al[80]

).

6.1 Tipos de desmineralização do esmalte:

As lesões precoces de cárie foram designadas por vários nomes no passado. As lesões incipientes têm sido distinguidas das lesões paradas: No primeiro caso, as lesões continuavam a progredir sob ataque ácido, ao passo que uma lesão detida não o fazia.

A expressão "defeito amolecido à superfície" também tem sido utilizada (Kourlourides et al [81]; Schweizer et al[82]) para lesões precoces. É uma descrição bastante boa para uma lesão precoce porque:

a) A distribuição mineral mostra que existe um baixo teor mineral na região da camada superficial em relação ao valor sonoro, Vs.

b) Dureza da superfície inferior à do esmalte sólido

c) Perda mineral interprismática substancial (Arends e Ten Cate)[83]

Thylstrup e Fredebo[84] observaram, a partir de investigações ultra-estruturais, diferenças entre lesões activas e lesões presas, in vivo. Nas lesões activas, eram frequentemente observáveis "micro-cicatrizes"; em algumas lesões presas, eram visíveis micro-cavitações. *(Figura 11)*

Um trabalho importante neste contexto foi publicado por Langdon et al[8] 5 sobre a formação de lesões em pastilhas prensadas de hidroxiapatite. Mostraram que se podiam formar lesões subsuperficiais num sistema de gel ácido contendo 2 ppm de fluoreto. Este é um trabalho importante porque mostra que:

1) A presença de uma matriz orgânica não é essencial para explicar a presença de uma lesão subsuperficial.

2) Não é necessária uma orientação preferencial dos cristalitos nos prismas de esmalte para explicar os resultados; e

3) Uma distribuição mineral não uniforme de, por exemplo, F ou CO3 ou uma distribuição mineral não uniforme no esmalte não é uma razão dominante para a formação de subsuperfície, como tinha sido sugerido anteriormente por Brudevold et al[86] ; não estão certamente presentes em apatitas prensadas.

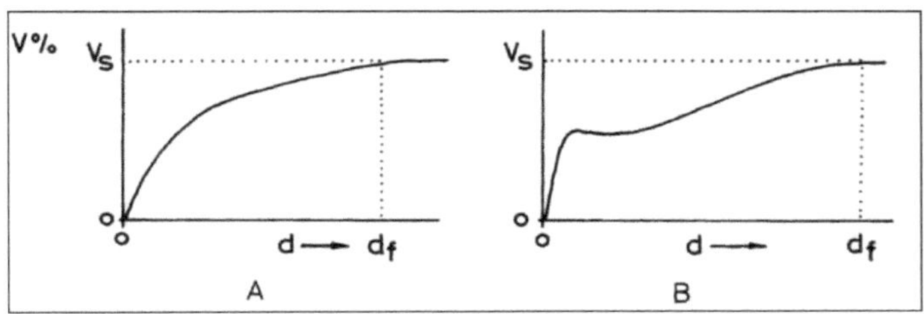

Figura 11: Traçados microdensitométricos de microradiogramas de lesões iniciais formadas in vivo num período de algumas semanas. A e B representam dois casos frequentemente observados. Em A, não é possível observar qualquer camada superficial; em B, a camada superficial é dificilmente distinguível. df representa a frente de desmineralização

6.2 Proteção da superfície exterior por material absorvente:

Gray[87] , Gray e Francis[88] e Francis et al[89] sugeriram, numa série de artigos relacionados com a dissolução do mineral na cárie dentária, que a superfície externa do esmalte se tornava insolúvel devido a agentes protectores. Os agentes sugeridos foram o flúor, as proteínas salivares, os polifosfatos, os polifosfonatos ou difosfonatos, etc.

Neste modelo, não são apenas os iões H+ que penetram no esmalte, mas também as moléculas ácidas não dissociadas, como o HA. Supõe-se que o processo essencial seja a difusão dos reagentes (H+ e HA) para os locais de reação nas profundezas do esmalte, seguida de uma reação heterogénea.

6.3 Formação de manchas brancas em pacientes ortodônticos

Estudos demonstraram que os aparelhos ortodônticos fixos induzem um rápido aumento do volume da placa bacteriana e que essa placa tem um pH mais baixo do que a placa de pacientes não ortodônticos. Assim, as propriedades retentoras de placa bacteriana do aparelho fixo predispõem o paciente a um risco cariogénico acrescido. Além disso, há uma rápida mudança na composição da flora bacteriana da placa bacteriana após a introdução de aparelhos ortodônticos. Mais especificamente, os níveis de bactérias acidogénicas, como o *S. mutans,* tornam-se significativamente elevados em pacientes ortodônticos. Se estas bactérias tiverem um fornecimento adequado de hidratos de carbono fermentáveis, serão produzidos subprodutos ácidos, baixando o pH da placa bacteriana. À medida que o pH cai abaixo do limiar de remineralização, ocorre a descalcificação cariosa. A primeira evidência clínica desta desmineralização é visualizada como um WSL. Tais lesões foram clinicamente induzidas num período de 4 semanas, que é tipicamente o período de tempo entre uma consulta ortodôntica e a seguinte. Este é um achado significativo e é importante para o paciente e o clínico perceberem.

No ambiente altamente cariogénico adjacente aos aparelhos ortodônticos ou sob bandas soltas, estas lesões podem progredir rapidamente. Se não forem tratadas, podem produzir cavitações cariosas que necessitarão de uma restauração adequada. Assim, a prevenção, o diagnóstico e o tratamento das LSMs são cruciais para evitar a cárie dentária, bem como minimizar a descoloração dentária que pode comprometer a estética do sorriso.

6.4 Gradiente de porosidade ou solubilidade:

Van Dijk et al (1979) apresentaram um modelo matemático para o processo de cárie. Este modelo envolve a difusão dos iões Ca^{2} +, fosfato, H^{+} e HA para dentro e para fora da lesão, bem como a reação de dissolução do mineral. Este modelo é uma extensão do modelo original de Zimmerman (1966). Existem dois pressupostos básicos neste modelo termodinâmico:

1) Presume-se que as reacções iónicas que têm lugar na fase aquosa atingem o equilíbrio muito rapidamente, em comparação com outros processos.

2) Assume-se que a taxa de dissolução dos minerais é proporcional à diferença entre a energia livre da solução saturada e a da solução nos poros do esmalte.

6.5 Mecanismos de dissolução-precipitação: (Figura 12)

Margolis e Moreno (1984) e Margolis et al (1985) sugeriram recentemente a formação de lesões subsuperficiais com base num mecanismo de dissolução-precipitação. Neste mecanismo, presume-se que o H^{+} (ou HA ácido não dissociado) se difunde no esmalte e provoca uma série de transições de fase que resultam em DCPD (fosfato dicálcico di-hidratado) e FAP (fluorapatite) na superfície do esmalte. Isto implica que na camada superficial de uma lesão do esmalte, para além do mineral original HAP, o DCPD e o FAP também devem estar presentes. Presume-se que os potenciais químicos do H3PO4 e do HA são maiores na camada superficial do que no interior do esmalte e que o potencial químico do $Ca(OH)^2$ é menor perto da superfície do que mais profundamente no esmalte. O modelo sugere um fluxo de ingredientes básicos do esmalte interior para a camada superficial.

O modelo baseia-se no pressuposto de que a taxa de transporte do esmalte dissolvido através da superfície do esmalte não é demasiado rápida para que ocorra um processo de reprecipitação, causando a formação de uma camada superficial.

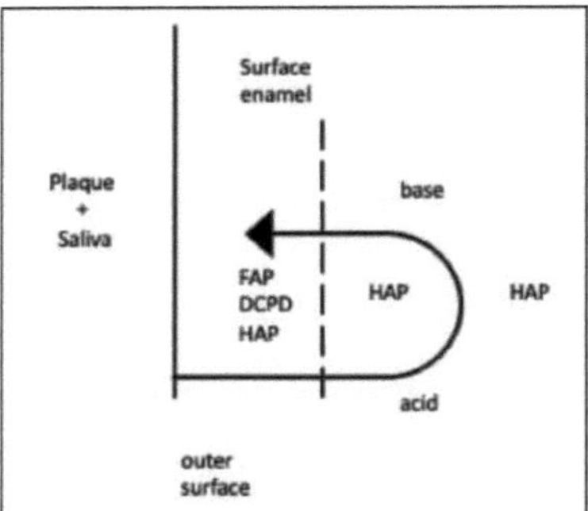

Figura 12: Sequência de dissolução-precipitação num processo de cárie de acordo com Margolis e Moreno. HAP e FAP são hidroxilo e fluorapatite, respetivamente; DCPD é fosfato dicálcico desidratado

6.5.1 Proteção da superfície exterior combinada com um mecanismo de dissolução-precipitação *(Figura 13)*

Featherstone (1977) e Featherstone et al (1979) propuseram um mecanismo para a formação de lesões subsuperficiais, afirmando que um agente protetor é primeiro absorvido pela superfície exterior do esmalte e que, subsequentemente, ocorre uma reação de dissolução-precipitação.

Pensa-se que a superfície externa do esmalte está protegida pela adsorção de espécies adequadas, talvez a película adquirida. Subsequentemente, o ácido não dissociado HA difunde-se no esmalte e através da camada superficial mencionada, dissocia-se em H+ e A-, e reage com o esmalte.

Os produtos da reação: CaA_2, $Ca(H_2PO_4)_3$ e CAHPO4 difundem-se em seguida para o exterior, em parte ionizados e em parte unidos. Featherstone sugere a precipitação de CaHPO4 (monetite) na posição indicada. Sugere-se a formação de uma camada superficial aparentemente intacta, com 70% de mineral de cor e até 70 micrómetros de espessura, resultante do equilíbrio entre a taxa de perda para a solução exterior e a deposição na camada superficial. Esta abordagem é, em muitos aspectos, uma combinação da ideia de Gray (1977) de que os agentes protectores são adsorvidos e protegem o esmalte exterior e o modelo de precipitação-dissolução de Moreno (1975); tem as mesmas desvantagens mencionadas nas secções anteriores. Neste modelo, pensa-se que o papel dos iões F- é relativamente pouco importante.

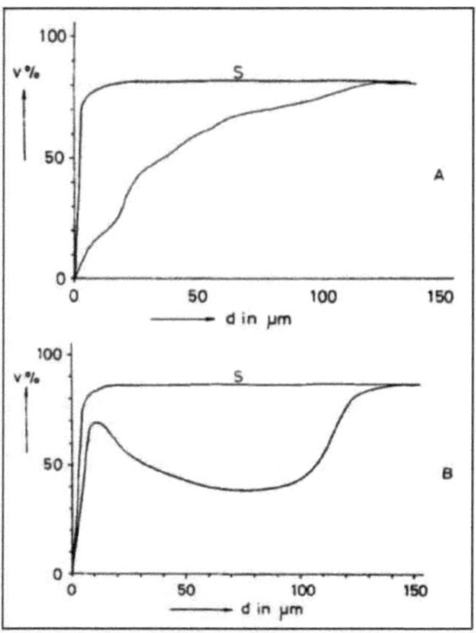

Figura 13 : Traçados microdensitométricos típicos de lesões produzidas: (A) Após cerca de um mês in vivo; (B) Após cerca de quatro meses in vivo. O traçado do esmalte sonoro correspondente é denotado por S

6.6 Formação de camadas superficiais in vivo devido a inibidores

Na fase inicial de amolecimento da superfície, o conteúdo mineral perto da superfície exterior é relativamente baixo, enquanto a densidade mineral aumenta continuamente para o interior, até ao valor do esmalte sólido. Ao mesmo tempo que o mineral se perde, há um influxo de iões de flúor para o esmalte poroso a partir da saliva (ou placa bacteriana), juntamente com outros iões presentes. Estes iões fluoreto encontram-se inicialmente na fase líquida no interior do esmalte poroso; são designados por FL. A concentração de iões fluoreto, FL, no líquido do esmalte poroso pode ter origem na saliva (a solução externa), na placa bacteriana ou no esmalte dissolvido (esta última contribuição é, para os sistemas in vivo, considerada pequena em comparação com a do fluoreto salivar).

Neste mecanismo (Christoffersen 1984; Arends et al 1983a; Arends et al 1984a), consideramos especialmente que a concentração de fluoreto, FL, na fase líquida entre os cristalitos desempenha um papel importante. Um fluxo de iões fluoreto para o espaço aquoso numa lesão fará com que a adsorção de iões fluoreto no esmalte cristalize. Para uma concentração suficientemente baixa de fluoreto na solução externa da saliva, a concentração, FL, de iões fluoreto na fase aquosa da lesão irá diminuir a partir da superfície do esmalte na direção da frente da lesão. Os cristalitos próximos da superfície do esmalte de uma lesão ativa não só estarão expostos a uma maior concentração de fluoreto, como também estarão em contacto com esta solução durante mais tempo do que os cristalitos. Estes últimos ficam protegidos contra um ataque ácido; adsorção de F- (de FL) em sítios OH- vagos na superfície dos cristalitos, impedindo assim a dissolução dos cristais.

O efeito inibitório do flúor aumenta com o tempo se os cristalitos tiverem sido expostos à solução contendo flúor, provavelmente porque os iões de flúor penetram mais profundamente nos cristalitos individuais com a formação de uma nova fase cristalográfica (substituição local). Este efeito foi investigado por Christoffersen et al (1984), que descobriram que, para a dissolução de cristais de HAP em fluoreto, os iões de flúor reagem rapidamente com os cristais de HAP e reduzem a taxa de dissolução. Os cristais que tinham estado em contacto com uma solução contendo fluoreto durante quatro meses mostraram uma taxa de dissolução significativamente mais baixa do que os cristais que tinham sido expostos a uma solução contendo fluoreto durante minutos ou horas.

CAPÍTULO 7: HISTOPATOLOGIA DAS LESÕES DA MANCHA BRANCA

O esmalte é a substância mais dura do corpo humano e contém a maior percentagem de minerais (96%)[93] , sendo o restante composto por água e material orgânico.[93] O principal mineral é a hidroxiapatite, que é um fosfato de cálcio cristalino.[94] O esmalte é formado no dente enquanto este se desenvolve no interior do osso maxilar, antes de irromper na boca. Uma vez completamente formado, o esmalte não contém vasos sanguíneos ou nervos e não é constituído por células. A remineralização dos dentes pode reparar os danos no dente até um certo grau, mas os danos para além disso não podem ser reparados pelo corpo. A manutenção e reparação do esmalte dentário humano é uma das principais preocupações da medicina dentária.

Nos seres humanos, a espessura do esmalte varia ao longo da superfície do dente, sendo frequentemente mais espesso na cúspide, até 2,5 mm, e mais fino no seu limite com o cemento, na junção cemento-esmalte (JCE).93

A cor normal do esmalte varia do amarelo claro ao branco acinzentado (azulado). Foi sugerido que a cor é determinada por diferenças na translucidez do esmalte, tendo os dentes amarelados um esmalte fino e translúcido através do qual a cor amarela da dentina é visível e os dentes acinzentados um esmalte mais opaco. A translucidez pode ser atribuída a variações no grau de calcificação e homogeneidade do esmalte. Nos bordos dos dentes onde não existe dentina subjacente ao esmalte, a cor tem por vezes um tom ligeiramente azulado ou translúcido esbranquiçado, facilmente observável nos incisivos superiores.

A histopatologia varia tanto nas lesões do esmalte como nas lesões dentárias. Estas são constituídas por várias zonas que diferem em termos de propriedades e de aspeto.

7.1 Desmineralização do esmalte (Pré-Cavitação)

O esmalte normal é composto por estruturas cariosas - prismas de esmalte (unidade básica), bordos dos prismas, estrias, bandas de crescimento incremental (Estrias de Retzius) e a zona de superfície. *(Figura 14)* As alterações nestas estruturas determinam a lesão. São geralmente observadas em superfícies lisas (especialmente abaixo dos pontos de contacto), em fossas e fissuras e recorrentes em torno dos bordos das restaurações existentes. As lesões em superfícies lisas diferem ligeiramente das lesões em fossas/fissuras pré-cavitação.

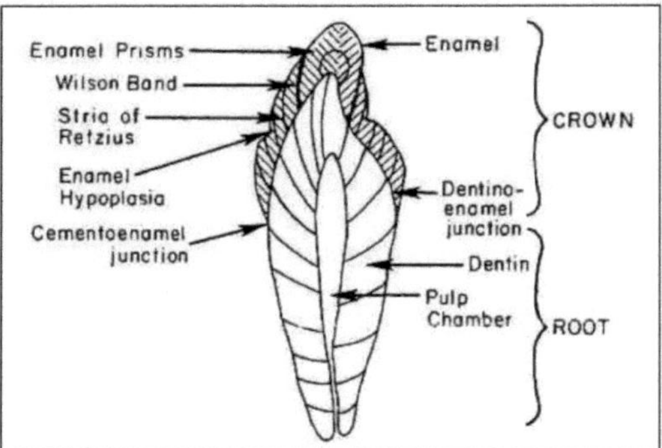

Figura 14: Estruturas presentes no esmalte sólido

7.1.1 Lesões cariosas de superfície lisa

1. Sítio - normalmente abaixo dos pontos de contacto

2. Aspeto - superfície tipicamente dura e brilhante. Normalmente, é uma lesão branca e opaca, por vezes com manchas castanhas

3. Macroscopicamente, à medida que a lesão progride no esmalte, observamos o seguinte: (*Figura 15*)

   a. Uma lesão cónica com o ápice na direção da junção amelo-dentinária (ADJ)

   b. Extensão lateral na ADJ

   c. Uma lesão dentária maior

4. Pensa-se que estas alterações se devem a uma combinação de perda de material interprismático, rugosidade das hastes de esmalte e aumento das estrias de Retzius.

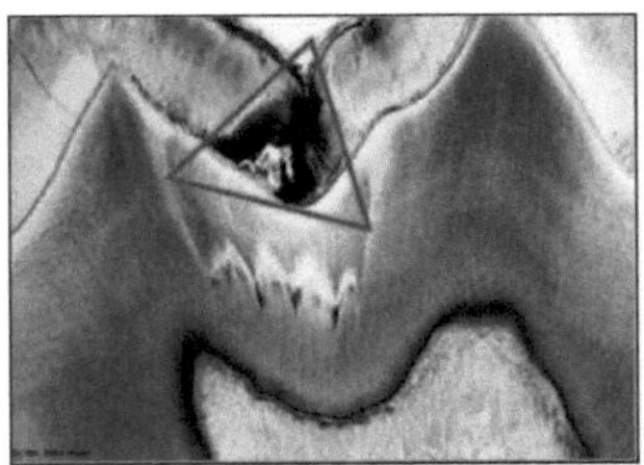

Figura 15: Lesões cariosas de superfície lisa

7.1.2 Caraterísticas Microscópicas das Lesões Cariosas do Esmalte *(Figura 16)*

Dentro das lesões de esmalte descritas acima, existem 4 zonas identificadas como pré-cavitação.

Estes são:

1) Zona translúcida - o bordo de avanço da lesão

2) Zona escura

3) Corpo da lesão

4) Zona de superfície

1) Zona translúcida

Este é o bordo de avanço da lesão do esmalte. Só está presente em 50% das lesões.

- Volume de poros de 1% (em comparação com os 0,1% normais do esmalte normal) - normalmente nos limites do prisma e nos locais de junção
- Aumento da concentração de iões fluoreto
- Perda preferencial de iões magnésio e carbonato
- Sem perda de proteínas

2) Zona escura

Situa-se adjacente e superficialmente à zona translúcida. Presente em até 95% das lesões.

O volume dos poros mais pequenos (2-4%) situa-se sobre os poros maiores da zona translúcida. Resumidamente, o meio não consegue penetrar nos poros mais pequenos, pelo que estes permanecem cheios de ar. Isto faz com que a luz se disperse ao tentar atravessar a zona no exame da secção de terra, dando uma aparência escura.

Re-precipitação de minerais perdidos na zona translúcida.

Espessura variável - uma zona escura mais larga indica uma lesão de progressão mais lenta

3) Corpo da lesão

A maior parte da lesão situa-se entre a zona superficial e a zona escura.

- Zona de maior desmineralização
- Volume de poros de 5% nas periferias a 25% no centro
- Estrias proeminentes de Retzius
- Parece transparente na avaliação

4) Zona de superfície

Esta zona parece quase inalterada nas camadas superficiais

- Desmineralização mínima (1-4%) até ao envolvimento da dentina
- Volume de poros inferior a 5%
- Os iões de cálcio e fosfato reprecipitam-se e remineralizam-se a partir de zonas mais profundas

- Uma concentração mais elevada de flúor também favorece a remineralização

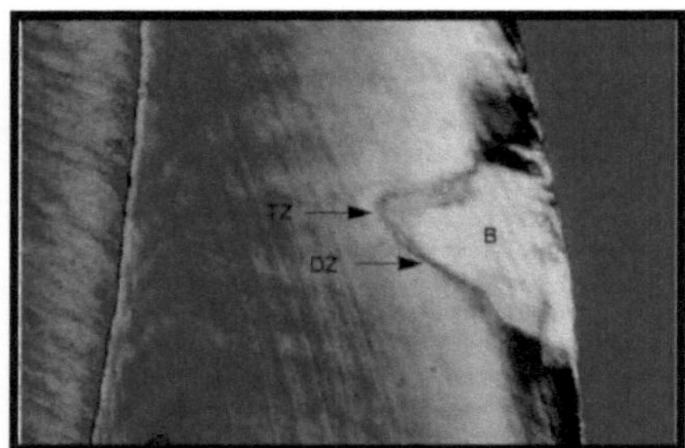

Figura 16: Demonstração das zonas de cárie do esmalte: (B) Corpo; (BZ) Zona escura; (TZ) Zona translúcida

7.2 Lesões cariosas dentárias (Figura 17)

A dentina pode ser afetada tanto na pré-cavitação como na pós-cavitação da lesão. Ao contrário do esmalte, a presença de odontoblastos vivos permite a ocorrência de alterações reparadoras e protectoras. Devido à propagação lateral na ADJ, uma cavidade maior pode formar-se muito rapidamente (particularmente maior do que a lesão de esmalte aparente). A forma geral é um triângulo com o vértice na direção da polpa.

7.2.1 Pré-cavitação

Os ácidos difundem-se através do esmalte poroso e atingem a dentina. Isto faz com que a polpa reaja ao ataque.

As duas zonas principais formam-se:

A zona esclerótica: margem avançada com dentina peritubular a sair da lesão

O corpo da lesão: presente entre a zona esclerótica e a ADJ. Essencialmente, existe uma evidência mínima de bactérias dentro da dentina nesta altura -

apenas ácido. Quaisquer bactérias que possam ter conseguido aceder são as bactérias pioneiras. Estas alterações são mais proeminentes nas lesões de progressão lenta.

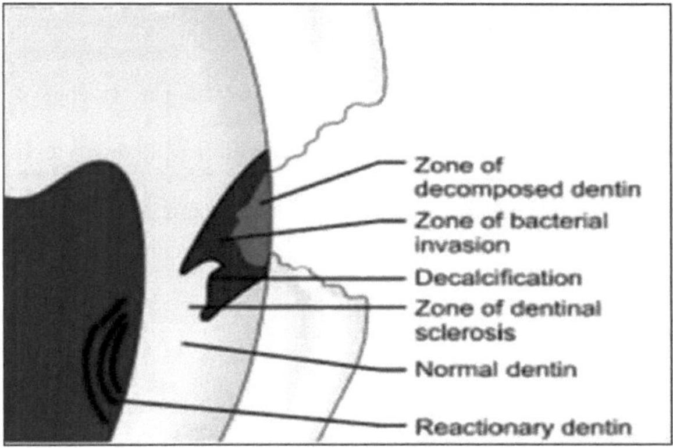

Figura 17: Lesões cariosas dentárias

1.2.2 Zonas de lesão de cavitação em dentina

Isto permite que as bactérias acedam facilmente à dentina através dos túbulos. Como resultado, as lesões formam novas zonas:

1) Zona esclerótica: Ainda o bordo de avanço com a dentina peri-tubular a ser depositada

2) Corpo: Estão ainda divididos em 3 zonas, da mais interna para a mais externa

- Zona de desmineralização/descalcificação: ausência/mínima de bactérias, com ataques ácidos

- Zona de penetração: As bactérias encontram-se no interior dos túbulos dentinários e multiplicam-se. Isto causa o alargamento e o amolecimento dos túbulos. A dentina torna-se tipicamente descalcificada nesta zona.

- Zona de desconstrução: decomposição da dentina - descoloração grosseira com uma grave degradação da estrutura dentária. Há evidência de focos de liquefação (colapso de túbulos devido à multiplicação de bactérias) e fendas transversais (expansão e união de focos para formar grandes áreas necróticas de dentina)

Ao longo deste processo, a dentina secundária também é depositada. Quanto mais rápida for a progressão da lesão, mais irregular é a dentina secundária. À medida que a lesão se aproxima da polpa, esta começa a ficar inflamada e começa a reagir com alterações como a formação de trato morto e a deposição de dentina terciária. As bactérias proteolíticas são mais comuns na profundidade da lesão, enquanto as acidogénicas estão presentes mais superficialmente devido à presença de hidratos de carbono.

CAPÍTULO 8: CLASSIFICAÇÃO

8.1 Sistema Internacional de Deteção e Avaliação de Cáries

Em 2002, Ekstrand et al. propuseram um novo sistema para medir a cárie dentária, que foi designado por Sistema Internacional de Deteção e Avaliação da Cárie (ICDAS). Foi concebido para detetar seis fases do processo carioso, desde as primeiras alterações clinicamente visíveis no esmalte causadas pela desmineralização cariosa até à cavitação extensa.[95]

Os códigos de deteção do ICDAS para cáries coronárias variam de 0 a 6, dependendo da gravidade da lesão. Existem pequenas variações entre os sinais visuais associados a cada código, dependendo de uma série de factores, incluindo as caraterísticas da superfície (fossas e fissuras versus superfícies lisas livres), a presença ou não de dentes adjacentes (superfícies mesial e distal) e o facto de a cárie estar ou não associada a uma restauração ou selante. A descrição de cada um dos códigos é dada nos seguintes títulos para ajudar na medição da cárie dentária pelo ICDAS.[96]

8.1.1 Código Descrição

0- Som

1- Primeira alteração visual do esmalte (observada apenas após secagem prolongada ao ar ou limitada aos limites de uma fossa ou fissura)

2- Alteração visual distinta no esmalte

Quebra localizada do esmalte (sem sinais clínicos visuais de envolvimento dentário)

3- Sombra escura subjacente da dentina

4- Cavidade distinta com dentina visível

5- Cavidade extensa e distinta com dentina visível

8.1.2 Avaliação da atividade da lesão de cárie do ICDAS [97]

Parâmetro clínico 1 (Aspeto visual: pontuação da gravidade)

- Pontuação ICDAS 1,2 (lesões castanhas) = 1 ponto
- Pontuação ICDAS 1,2 (lesões brancas) = 3 pontos
- Pontuação ICDAS 3,5 ou 6 = 4 pontos

Parâmetro clínico 2 (estagnação da placa)

- Área de estagnação da placa - Entrada de fossas e fissuras, cavidades com dentina amolecida = 3 pontos
- Zona de estagnação sem placas - fossas e fissuras planas = 1 ponto Parâmetro clínico 3 (Textura da superfície)

- Superfície rugosa ou macia à sondagem suave = 4 pontos
- Superfície lisa ou dura à sondagem suave = 2 pontos

. SOMA FINAL ≤ 7: CÁRIES INACTIVAS

. SOMA FINAL > 7: CÁRIES ACTIVAS

8.2 Índice de cáries significativas (Sic)

Foi introduzido por Brathall D no ano 2000. Tenta ultrapassar a limitação do valor médio do CPOD na avaliação exacta da distribuição distorcida da cárie dentária numa população, especialmente nos países desenvolvidos, levando à conclusão incorrecta de que a situação da cárie em toda a população está controlada, quando, na realidade, vários indivíduos ainda têm cáries. O índice SiC é calculado ordenando os indivíduos de acordo com os seus valores de CPOD. Em seguida, seleciona-se um terço da população com os valores mais elevados de cárie e calcula-se o CPOD médio para este subgrupo. Este valor é o Índice SiC.

Desta forma, os investigadores podem chamar a atenção das autoridades para a necessidade de medidas preventivas exigidas para a prevenção/controlo das cáries neste subgrupo. A principal desvantagem do índice SiC é que este índice é apenas uma extensão do índice DMF, uma vez que segue os mesmos critérios para avaliar a cárie dentária e terá as mesmas limitações na avaliação da cárie numa população que o índice DMF. Além disso, este índice tem mais significado em populações onde a prevalência de cárie é baixa e tem uma distribuição enviesada.[98]

Existem várias classificações para as lesões de manchas brancas, mas o método mais frequentemente utilizado é a classificação do Sistema Internacional de Deteção e Avaliação de Cáries (ICDAS), que foi criada pela combinação das caraterísticas mais bem sucedidas de todos os sistemas de deteção e avaliação utilizados na deteção de cáries por Ekstrand et al. Embora tenhamos começado a compreender a formação de cáries e os factores que a influenciam, ao longo dos anos, tornou-se claro que o ICDAS I era inadequado para avaliar a atividade da lesão. Por conseguinte, o ICDAS I foi modificado em 2004, tendo sido lançado o ICDAS II.

No ICDAS II, as imagens radiográficas de lesões do esmalte e da dentina também são incluídas na classificação. Está dividida em cinco classes, como se segue: *(Figura 18) (Figura 19)*

- E1: Lesão que atinge a metade externa do esmalte
- E2: Lesão que avançou para a metade interna do esmalte
- D1: Lesão que se limita ao terço exterior da dentina
- D2: Lesão que avançou para o terço médio da dentina

- D3: Lesão que avançou para o terço interno da dentina

Esta classificação, efectuada de acordo com a largura da opacidade formada na superfície do esmalte, foi a seguinte

Classe 0: Nenhuma opacidade ou menos de 1 mm

Classe 1: A opacidade cobre 1/3 da superfície do dente

Classe 2: A opacidade cobre 1/3 a 2/3 da superfície dentária

Classe 3: A opacidade cobre mais de 2/3 da superfície do dente

Outra classificação efectuada por Gorelick, et al. [99], que considera tanto o tamanho como a intensidade das lesões, é a seguinte

Classe 1: Sem formação de lesões de manchas brancas

Classe 2: Presença de uma lesão ligeira de manchas brancas

Classe 3: Presença de lesões graves de manchas brancas

Classe 4: A cavitação está presente para além da lesão da mancha branca

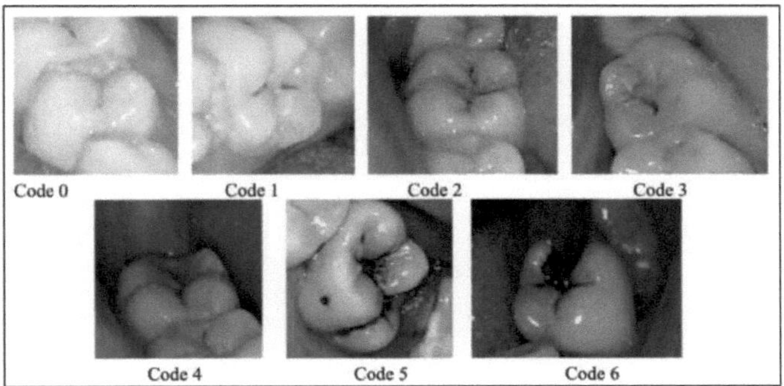

Figura 18: Exemplo de codificação ICDASII

ICDAS code	Characteristics of Lesion	
	Active Lesion	**İnactive Lesion**
1, 2 or 3	Surface of enamel is whitish/yellowish opaque with loss of luster; feels rough when the tip of the probe is moved Lesion is in a plaque stagnation area, i.e.:pits and fissures, near the gingival and approximal surface below the contact point.	Surface of enamel is whitish, brownish or black. Enamel may be shiny and feels hard and smooth when the tip of the probe is moved. For smooth surfaces, caries lesion is typically located at some distance from the gingival margin.
4	Probably active	
5 or 6	Cavity feels soft or leathery on gently probing the dentin	Cavity may be shiny and feels hard on gently probing the dentin.

Figura 19: Critérios de atividade da cárie primária coronal de acordo com o ICDASII

CAPÍTULO 9: MÉTODOS DE DIAGNÓSTICO PARA LESÕES DE MANCHAS BRANCAS

O reconhecimento da natureza reversível das lesões de manchas brancas sublinha a importância do diagnóstico precoce da atividade de cárie, assegurando uma intervenção atempada para travar eficazmente a sua progressão. A maioria dos dentistas tem dificuldade em decidir quando aplicar métodos preventivos e quando intervir. A avaliação da atividade de cárie do paciente também é importante no diagnóstico e no plano de tratamento. As lesões de manchas brancas numa boca ativa em termos de cárie podem rapidamente transformar-se em cavitações. No entanto, em pessoas com baixa atividade de cárie, os mecanismos de reparação serão mais eficazes; por conseguinte, as lesões podem ter potencial para cicatrizar. Assim, é importante planear o tratamento de acordo com a atividade da cárie nos indivíduos após um diagnóstico correto. [100] Os métodos de diagnóstico mais utilizados são enumerados de seguida.

1. Exame visual
2. Avaliação com fotografia digital
3. Técnicas de fluorescência
4. Fluorescência quantitativa induzida por luz
5. Fluorescência laser
6. Monitor eletrónico de cáries
7. CarieScan PRO
8. Transiluminação de fibra ótica - transiluminação digital de fibra ótica
9. Transiluminação por luz infravermelha próxima

9.1 Exame visual (*Figura 20*)

O método de diagnóstico mais utilizado na rotina diária dos dentistas é o exame visual. [101] É possível determinar se uma lesão está ativa ou inativa através de um exame visual das lesões de manchas brancas. As superfícies calcárias e rugosas indicam que a lesão está ativa, enquanto as superfícies lisas e brilhantes são indicativas de uma lesão inativa.[102]

Para efetuar um exame visual correto, a superfície do dente deve ser seca com ar durante pelo menos 5 segundos após a limpeza com pedra-pomes e depois examinada com a ajuda de luz e de um espelho intra-oral. [103] A luz é muito importante no exame visual das manchas brancas. Como os poros existentes estão ao nível micro no esmalte sólido com um índice de refração de 1,62, o tecido do esmalte parece translúcido. No entanto, o aumento da microporosidade devido à desmineralização contínua provoca uma diminuição deste índice de refração. Quando a superfície do esmalte fica molhada, estes poros são preenchidos com água com um índice de refração de 1,33. Uma vez que o índice de refração da água é muito próximo do do esmalte saudável, a opacidade da lesão na superfície do esmalte não será visível e a lesão não pode ser distinguida. Em contrapartida, após o processo de secagem ao ar, as lesões opacas do esmalte tornam-se evidentes e distintas da superfície do esmalte saudável, uma vez que os poros no interior da lesão serão preenchidos com ar, que tem um índice de refração de 1,0. [103] As vantagens deste método são o facto de ser simples de utilizar, pouco dispendioso e clinicamente válido; no entanto, a sua maior desvantagem é o facto de o método ser difícil de padronizar.

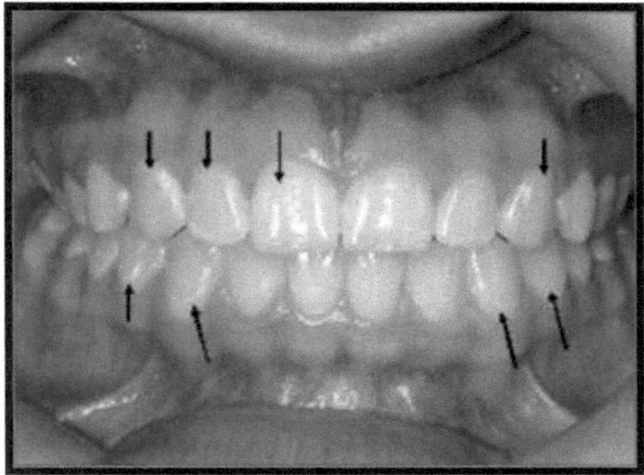

Figura 20: Exame visual

9.2 Avaliação com fotografia digital (*Figura 21*)

A fotografia digital permite a documentação exacta das LSM, fornecendo um registo visual da sua aparência e progressão ao longo do tempo. Esta documentação pode ser valiosa para monitorizar as alterações no tamanho, cor e textura da lesão, bem como para avaliar a eficácia das intervenções de tratamento. As imagens digitais de alta resolução oferecem uma visualização melhorada das LSM, permitindo aos profissionais de medicina dentária examinar alterações subtis na opacidade e textura do esmalte que podem não ser visíveis a olho nu. Este nível de detalhe permite um diagnóstico e um planeamento de tratamento mais precisos. As imagens digitais podem facilitar a comunicação entre os profissionais de medicina dentária e os pacientes, permitindo explicações mais claras sobre as WSLs e as opções de tratamento. Os recursos visuais ajudam os pacientes a compreender melhor a sua condição e a tomar decisões informadas sobre os seus cuidados dentários. Permite a documentação padronizada de WSLs em estudos de investigação, permitindo uma recolha e análise de dados mais consistentes. Os investigadores podem utilizar imagens digitais para investigar os factores que influenciam o desenvolvimento, a progressão e a resposta ao tratamento das WSLs.

De um modo geral, a fotografia digital oferece inúmeras vantagens na avaliação de lesões de manchas brancas, incluindo documentação exacta, visualização melhorada, comunicação melhorada, oportunidades educativas e apoio a esforços de investigação. Ao tirar partido desta tecnologia, os profissionais de medicina dentária podem avaliar eficazmente as lesões de manchas brancas e prestar os melhores cuidados aos seus pacientes.[104 105]

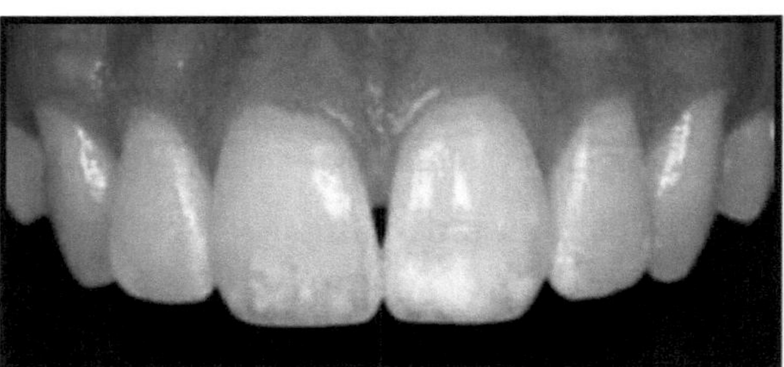

Figura 21: Avaliação com fotografia digital

9.3 Técnicas de fluorescência (Figura 22)

A caraterística de autofluorescência do esmalte diminui devido à desmineralização. Estas alterações ópticas estão diretamente relacionadas com o conteúdo mineral do esmalte.[106] Por conseguinte, o princípio da autofluorescência é utilizado no diagnóstico precoce de cáries para mostrar a perda mineral. Clinicamente, as marcas que utilizam a caraterística de fluorescência são DIAGNOdent (KaVo Dental Corporation, Biberach, Alemanha) e QLF (Inspektor Research Systems BV,

Amesterdão, Países Baixos).

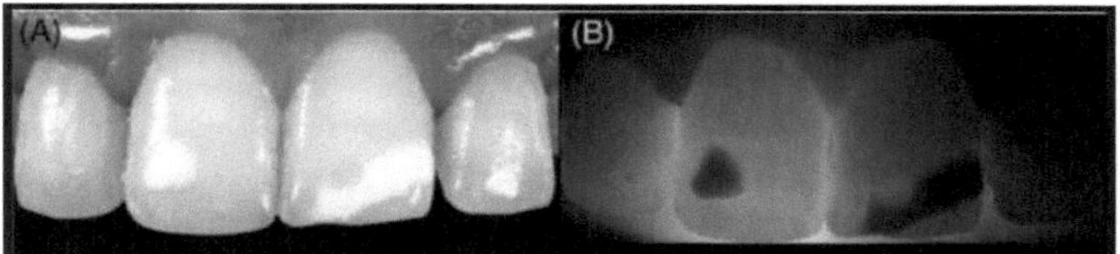

Figura 22: Técnicas de fluorescência

9.4 Fluorescência quantitativa induzida por luz (QLF) (figura 23)

Geralmente, a luz espalha-se muito mais rapidamente nas lesões cariosas do que nos tecidos dentários saudáveis. Por conseguinte, a absorção de luz e a fluorescência na região das lesões cariosas estão diminuídas. Desta forma, medidas de emissão de luz podem ser utilizadas para avaliar a perda mineral. A técnica QLF funciona com base neste princípio de fluorescência. [107]

Nos últimos anos, está disponível a FluoreCam (Therametric Technologies, Inc., Noblesville, IN, EUA), um dispositivo portátil que funciona segundo o princípio QLF, que é mais fácil de utilizar e transportar. Estimula a superfície do dente com luz intensa e analisa a imagem de fluorescência resultante com o seu software especial. Como resultado da avaliação, aparecem três dados numéricos, indicando o tamanho, a densidade e o efeito da lesão desmineralizada do esmalte. Não é necessária uma câmara escura como no caso do aparelho QLF durante a medição, o que facilita a sua utilização. [108]

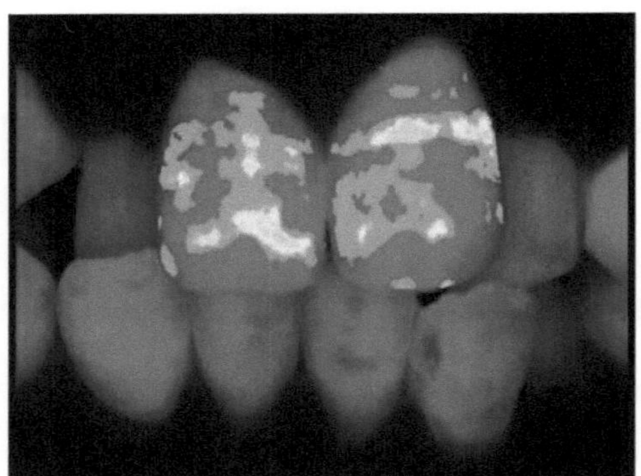

Figura 23: Fluorescência induzida pela luz quantificada

9.5 Fluorescência laser

A caneta DIAGNOdent foi desenvolvida para o diagnóstico precoce de lesões cariosas nas superfícies oclusais e planas dos dentes. Este dispositivo emite uma luz visível com um comprimento de onda de 638-655 nm através de um laser de díodo, que é absorvido por substâncias orgânicas e inorgânicas na estrutura do dente, criando assim fotões de fluorescência infravermelha. [109] Os sinais de fluorescência filtrados são recolhidos com um feixe de fibras diferente na mesma ponta que emite a luz e são mostrados por um fotodíodo com pontuações de 0 a 99. A densidade dos fotões recuperados está diretamente relacionada com a profundidade da lesão. Escores maiores ou iguais a 20 e 25 indicam a presença de lesões cariosas. Valores mais altos indicam maior profundidade de penetração da cárie. Rodriguez et al.,[110] relataram que, embora o método de fluorescência a laser tenha sido eficaz na deteção da primeira desmineralização no esmalte, não foi eficaz na monitorização da progressão da lesão e foi considerado insuficiente para medir pequenas alterações no conteúdo mineral. Para melhorar esta situação, surgiu a ideia de examinar a lesão inicial do esmalte com o método de fluorescência a laser depois de tingir a lesão com um corante fluorescente, o que foi bem sucedido.

A câmara SoproLife é um método moderno de deteção de cáries, baseado na fluorescência induzida por laser. Este novo método combina as vantagens do exame visual, através de uma câmara oral de alta ampliação, e as de um dispositivo de fluorescência a laser. [111] [112] Kockanat e Unal referiram que a câmara SoproLife e o ICDAS II apresentaram os valores de sensibilidade mais elevados em comparação com outros métodos de deteção testados. [113]

9.6 Monitor eletrónico de cáries (ECM)

A ECM baseia-se na medição da resistência eléctrica da estrutura dentária durante a secagem controlada. O valor da resistência eléctrica de um dente depende da porosidade da região dentária medida, da quantidade de fluido na área porosa, da temperatura, da mobilidade do fluido na área porosa e da concentração de iões. O ECM permite efetuar medições na gama de 1 kW a >10 GW. [114] Foi referido que o ECM funciona com mais sucesso em superfícies planas e superfícies proximais do que em superfícies oclusais. [115] Um monitor eletrónico de cáries para lesões de manchas brancas (LMBs) seria uma ferramenta valiosa para os profissionais de medicina dentária na avaliação e monitorização destes sinais precoces de cárie dentária.

O monitor utilizaria tecnologia de deteção avançada, como imagens de fluorescência ou transiluminação, para identificar e visualizar as WSLs nas superfícies dos dentes. Essas técnicas podem destacar alterações na opacidade e desmineralização do esmalte que podem indicar a presença de WSLs. O dispositivo forneceria medições quantitativas das WSLs, incluindo o seu tamanho, profundidade e gravidade. Esta informação permitiria aos profissionais de medicina dentária avaliar com precisão a extensão da desmineralização e monitorizar as alterações na progressão da lesão ao longo do tempo. O monitor ofereceria feedback em tempo real ao profissional de medicina dentária e ao doente durante o processo de exame. Este feedback poderia incluir a apresentação visual dos WSLs, medições numéricas da gravidade da lesão e recomendações para intervenções preventivas ou de tratamento. O dispositivo teria a capacidade de armazenar e analisar dados de vários exames, permitindo a monitorização longitudinal dos WSLs ao longo do tempo. Os profissionais de medicina dentária poderiam acompanhar as alterações no estado da lesão e avaliar a eficácia das medidas preventivas ou das intervenções de tratamento. De um modo geral, um monitor eletrónico de cáries para as LSMs serviria como uma ferramenta valiosa para a deteção precoce, monitorização e gestão destes sinais precoces de cárie dentária. Ao fornecer medições quantitativas, feedback em tempo real e integração perfeita de dados, esse dispositivo melhoraria a tomada de decisões clínicas e melhoraria os resultados dos pacientes na prática dentária.

9.7 CarieScan PRO

A técnica de espetroscopia de impedância de corrente alternada, designada por CarieScan PRO, utiliza várias frequências em vez de uma frequência fixa, como é utilizada na ECM. O mecanismo de funcionamento baseia-se no facto de os tecidos dentários cariados e saudáveis responderem de forma diferente aos testes de resistência a frequências diferentes.[116] No entanto, num estudo recente, o CarieScan apresentou os valores de sensibilidade mais baixos em comparação com a câmara SoproLife, a caneta DIAGNOdent e o exame visual para a deteção de lesões de manchas brancas.

9.8 Transiluminação por fibra ótica - transiluminação digital por fibra ótica (FOTI- DIFOTI)

O coeficiente de transmissão de luz das cáries difere do das estruturas dentárias saudáveis. Durante a desmineralização, que rompe o conteúdo denso de hidroxiapatite do esmalte, os fotões de luz dispersam-se ao tentar atravessar o dente e ocorre uma distorção ótica. Uma vez que o coeficiente de transmissão de luz do esmalte intacto é mais elevado do que o das lesões de cárie, observam-se sombras escuras ao longo dos túbulos dentinários quando os tecidos cariados são examinados com um dispositivo de fibra ótica. As lesões iniciais de cárie podem ser distinguidas de acordo com a intensidade das sombras formadas pela potência da luz do aparelho.

O DIFOTI é um método de diagnóstico de cáries que utiliza a combinação do FOTI com uma câmara digital para compensar as deficiências do FOTI. Neste sistema, é utilizada radiação infravermelha com um comprimento de onda próximo de 780 nm em vez de uma fonte de luz branca. Este novo método de diagnóstico dá esperança em termos de diagnóstico de cáries iniciais e de medição da gravidade da lesão porque não é invasivo, não utiliza radiação ionizada e é mais sensível do que as radiografias na deteção da desmineralização precoce. [117]

9.9 Transiluminação por luz infravermelha próxima (NILT)

Foi lançado um método foto-ótico sem raios X, denominado transiluminação por luz infravermelha próxima (NILT), para a deteção de cáries em dentes posteriores. Com este método, é possível obter um elevado contraste entre as lesões de cárie e o tecido sadio. O sistema de câmara NILT (DIAGNOcam) que emite luz com um comprimento de onda de 780 nm foi introduzido no mercado em 2012. Os braços de fibra ótica deste dispositivo transmitem a luz dos ossos gengivais e alveolares para a raiz do dente e daí para a coroa. Em seguida, é criada uma imagem da superfície oclusal com um sensor de dispositivo de carga acoplada. [118] Um estudo recente afirma que o método DIAGNOcam detecta com precisão, em comparação com outros métodos, cáries incipientes ocultas de esmalte e dentina em dentes decíduos e permanentes. [119]

CAPÍTULO 10: DIAGNÓSTICO DIFERENCIAL DAS LESÕES DE MANCHAS BRANCAS

O diagnóstico diferencial das lesões de manchas brancas envolve a consideração de vários factores, como a aparência clínica, a história do doente e testes de diagnóstico adicionais. Inicialmente, é essencial avaliar a localização, o tamanho e a morfologia da lesão. [120] Os diagnósticos diferenciais mais comuns para as lesões de manchas brancas incluem fluorose dentária, hipoplasia do esmalte e desmineralização do esmalte devido a tratamento ortodôntico ou factores dietéticos. [121]

O passo inicial de diagnóstico deve envolver a diferenciação entre lesões cariosas e não cariosas. [120]

> Lesões cariosas versus não cariosas

Procedimento:

1. Isolar, limpar e secar a superfície do dente
2. Avaliação cuidadosa da lesão observada na superfície do dente. Isto pode ser efectuado com meios auxiliares de diagnóstico.

- As lesões cariosas podem ter um aspeto rugoso, opaco e poroso (Figura *24)*

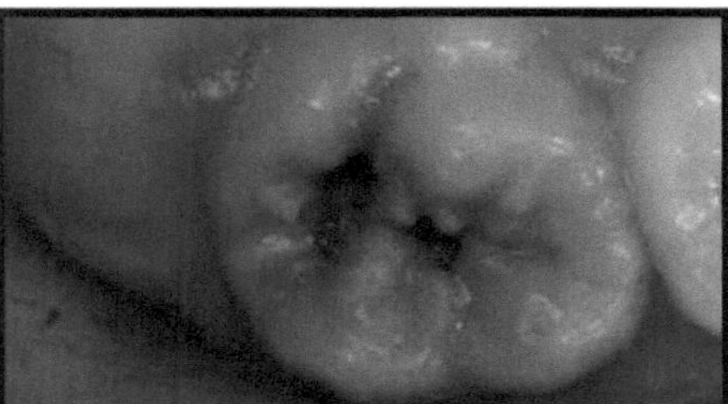

Figura 24: Descrição clínica de uma lesão cariosa

- As lesões não cariosas podem parecer lisas e brilhantes *(Figura 25)*

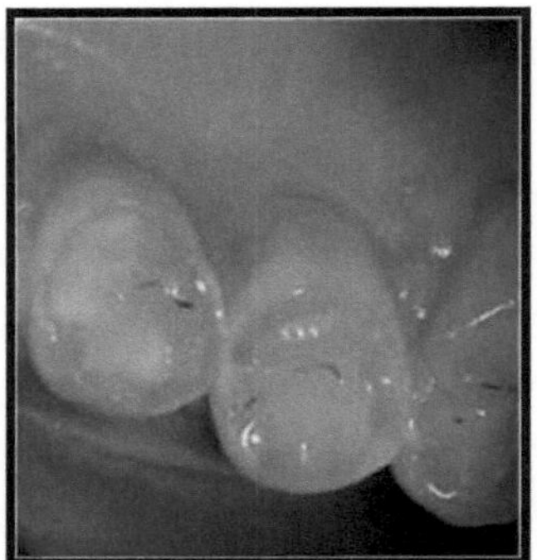

Figura 25: Descrição clínica de uma lesão não cariosa

O diagnóstico diferencial das lesões de manchas brancas inclui: [122]

1. Opacidades do esmalte
2. Fluorose dentária
3. Hipomineralização do esmalte
4. Amelogénese imperfeita
5. Hipomineralização dos incisivos molares

CAPÍTULO 11: DIAGNÓSTICO DIFERENCIAL 1- OPACIDADES DO ESMALTE

11.1 Como distinguir as opacidades do esmalte das lesões de manchas brancas

A principal diferença entre as lesões de manchas brancas e as opacidades do esmalte é a etiologia, sendo que as lesões de manchas brancas, sendo as fases iniciais da formação da cárie, requerem a presença de um local de infeção. [123] As lesões de manchas brancas ocorrem normalmente nas áreas susceptíveis à estagnação da placa dentária, tais como fossas e fissuras, ou após tratamento ortodôntico; para além da área cervical dos dentes. Por outro lado, as opacidades do esmalte ocorrem quando algum dano pode ter ocorrido ao dente durante a sua formação.[124]

11.2 Introdução

Embora tenha sido dada uma atenção considerável à ocorrência de manchas no esmalte em áreas com alto teor de flúor, foram observadas opacidades semelhantes em áreas com teor de flúor ótimo e baixo, e foram implicados vários factores etiológicos, para além do flúor. Os defeitos do esmalte podem estar localizados num único dente ou afetar toda a dentição; podem variar em gravidade, desde um ligeiro defeito de calcificação até uma falha quase completa da formação do esmalte. Muitos termos têm sido utilizados para descrever estes defeitos, incluindo "esmalte mosqueado", "fluorose dentária", "opacidades de desenvolvimento", "hipoplasia interna do esmalte" e "hipocalcificação do esmalte". [125]

11.3 Etiologia das opacidades do esmalte

Gottlieb considerou que uma opacidade do esmalte era apenas uma forma ligeira de hipoplasia do esmalte. [126] Os factores etiológicos associados aos defeitos do esmalte podem ser divididos em dois grupos principais: os que causam defeitos localizados limitados a um ou poucos dentes e os que causam defeitos generalizados que afectam a maioria ou todos os dentes.

Os defeitos localizados podem ser causados por traumatismo, infeção, anquilose ou irradiação. Os defeitos generalizados podem ser devidos a condições ambientais ou hereditárias. Os defeitos generalizados causados por factores ambientais podem ocorrer nos períodos pré-natal, neonatal ou pós-natal e podem ser devidos a infecções, perturbações endócrinas e nutricionais, perturbações hemolíticas, intoxicações exógenas e perturbações cardíacas, renais e gastrointestinais. As perturbações hereditárias do esmalte podem afetar apenas os dentes ou podem ser uma manifestação de uma doença mais generalizada.

Uma abordagem clínica útil para determinar a etiologia dos defeitos do esmalte é a seguinte:

1. É localizada ou generalizada?
2. Se localizada, é devida a infeção, traumatismo, anquilose ou irradiação ou é idiopática?
3. Se for generalizada, é ambiental ou genética?
4. Se for ambiental:
   (a) Ocorreu no período pré-natal, neonatal ou pós-natal?
   (b) É devido a infeção, distúrbios metabólicos, dieta ou medicamentos?
5. Se for genética, está confinada apenas aos dentes ou está associada a uma doença sistémica?

CAUSAS DA HIPOPLASIA DO ESMALTE

As causas da hipoplasia do esmalte estão indicadas na Figura 26.

LOCALIZED	*GENERALIZED*				
	Environmental				*Hereditary*
	Prenatal	*Neonatal*	*Postnatal*	*Tooth only*	*Accompanied by general disease*
Acute trauma to primary teeth	Rubella	Haemolytic disease	Otitis media	Amelogenesis imperfecta (all forms)	Kinky hair syndrome
Extraction of primary teeth	Congenital syphilis	Prematurity	Measles		Ectodermal dysplasia
Acute osteomyelitis	Fluoride	Neonatal asphyxia	Scarlet fever		Epidermolysis bullosa dystrophica
Cleft palate repair	Maternal vitamin A or D deficiency	Breech presentation	Chickenpox		Lipoid proteinasis syndrome
Gunshot jaw wounds	Maternal hypoxia	Twinning	Whooping cough		Oculomandibulo-cephaly
Electric burn to mouth	Pregnancy toxaemia	Caesarian section	Pneumonia		Down's syndrome
Irradiation	Cardiac and kidney diseases	Prolonged labour	Tuberculosis		Ellis-van Creveld syndrome
Ankylosis	Anaemia	Intrapartum haemorrhage	Diphtheria		Reiger's syndrome
Jaw fracture		Broncho-pulmonary infection	Vitamin A, C or D deficiency		Mandibulofacial dysostosis
		Neonatal hypocalcaemia	Vitamin D intoxication		Cleidocranial dysostosis
		Meningitis	Excess fluoride		Ichthyosis vulgaria
			Lead intoxication		Phenylketonuria
			Tetracyclines		Prader-Willi syndrome
			Congenital heart disease		Porphyria
			Gastrointestinal disease		Pseudohypopara-thyroidism
			Congenital haemo-tic anaemia		
			Hypothyroidism		
			Hypoparathyroidism		
			Hypogonadism		

Figura 26: Causas da hipoplasia do esmalte e da descoloração intrínseca dos dentes

CAPÍTULO 12: DIAGNÓSTICO DIFERENCIAL 2- FLUOROSE DENTÁRIA

12.1 *Como diferenciar a fluorose das lesões de manchas brancas?*

A principal distinção entre as lesões de manchas brancas e a fluorose é que a fluorose pode manifestar-se inicialmente como lesões de manchas brancas que subsequentemente progridem para manchas castanhas, atribuíveis à sua porosidade inerente, tornando-as susceptíveis de coloração. A descoloração opaca pode ser observada tanto nas lesões de manchas brancas como nos dentes afectados pela fluorose. No entanto, nas lesões de manchas brancas, a descoloração opaca é tipicamente visível após a secagem da superfície do dente e a fluorose é geralmente observada afectando mais do que um dente.

12. 2 *Introdução*

A fluorose dentária é uma condição patológica em que o esmalte se torna hipomineralizado devido à exposição excessiva ao flúor durante a mineralização do esmalte. Em 1916, McKay e Black[3] afirmaram que o flúor pode ser tanto benéfico como prejudicial, dependendo da dose, da idade e da saúde do paciente.

12. 3 *Etiologia*

Quando o flúor é utilizado topicamente em doses baixas, o flúor pode ajudar na remineralização e prevenir a cárie. Quando uma dose elevada de flúor é ingerida, o flúor pode alterar o desenvolvimento do dente, resultando num menor conteúdo mineral do esmalte e num aumento da porosidade. A apresentação pode variar entre lesões de manchas brancas, manchas castanhas ou pitting. Um dos primeiros índices desenvolvidos para registar a fluorose dentária regista a aparência dos dentes no seu estado natural quando "molhados" (não secos ao ar), mostrando quantas formas e apresentações diferentes de fluorose existem (Tabela 1).

A fluorose aparece geralmente de forma simétrica. Em casos precoces e ligeiros, a fluorose pode apresentar-se como linhas brancas estreitas que seguem os perikymata, cúspides com cobertura de neve e/ou "snowflaking". Em casos mais graves, a qualidade do esmalte é tão fraca que é danificado por forças externas, como a mastigação, o que pode causar manchas e pitting. Em dentes severamente hipomineralizados, a descoloração castanha também pode ser aparente devido à infiltração de proteínas cromóforas exógenas.[6] Se se suspeitar que um doente tem fluorose, deve ser feita uma história detalhada da exposição ao flúor antes do tratamento. Devido à variedade de apresentações da fluorose, as opções de tratamento e o seu prognóstico podem alterar-se drasticamente.

12.4 Nível admissível de fluoreto na água

A OMS estabeleceu a norma de flúor na água potável em 1,5mg/L a ser adoptada pelas nações. De acordo com as diretrizes da OMS, as condições climáticas, o volume de água consumida e a ingestão de outras fontes devem ser tidos em conta ao estabelecer as normas nacionais. O BIS (Bureau of Indian Standards) fixou o limite superior em 1mg/L. O nível de 0,5 mg/L foi adotado em 2000 por um seminário internacional realizado na Tailândia.

12.5 Caraterísticas clínicas

Manchas brancas a castanhas opacas ligeiras do esmalte associadas a fossas e fracturas do esmalte, tanto na dentição decídua como na permanente, e as lesões são geralmente simétricas bilateralmente.

McKay descreveu a condição como "esmalte mosqueado", caracterizado por minúsculas manchas brancas, áreas amarelas ou castanhas espalhadas irregularmente ou estriadas sobre a superfície de um dente, ou pode ser uma condição em que toda a superfície do dente é de cor branca como papel morto.

Em 1931, os serviços de saúde pública dos EUA nomearam Trendely H. Dean para prosseguir a investigação a tempo inteiro sobre o esmalte mosqueado. Para calibrar as suas descobertas, elaborou um índice, conhecido como Índice de Fluorose de Dean. (Figura 27: Índice de Fluorose de Dean)

Classification	Criteria – description of enamel (teeth not air-dried)
Normal	No evidence of fluorosis
Questionable	Enamel discloses slight aberrations from the translucency of normal enamel, ranging from a few white flecks to occasional white spots. This classification is utilised in those instances where a definite diagnosis is not warranted and a classification of 'normal' not justified
Very mild	Small, opaque, paper-white areas scattered irregularly over the tooth involving up to 25% of the tooth surface. Frequently included in this classification are teeth showing up to 1–2 mm of white opacity at the cusp tips of the premolars or second molars
Mild	More extensive white opaque areas in the enamel of the teeth involving up to 50% of the tooth surface
Moderate	All enamel surfaces of the teeth are affected and are at risk of attrition. Brown stain is frequently a disfiguring feature
Severe	All enamel surfaces are affected and the hypoplasia affects the general form of the tooth. The major diagnostic sign of this classification is discrete or confluent pitting. Brown stains are widespread and teeth often present with a corroded-like appearance

Figura 27:*Índice* de *Fluorose* de Dean

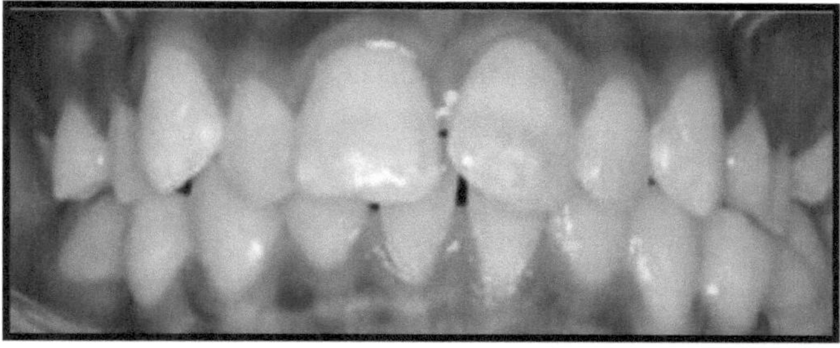

Figura 28: Fluorose moderada. Observar as demarcações horizontais, lineares e manchadas, bem como as pequenas áreas opacas, brancas como papel, espalhadas irregularmente sobre os incisivos centrais

CAPÍTULO 13: DIAGNÓSTICO DIFERENCIAL 3- HIPOMINERALIZAÇÃO DO ESMALTE

13.1 Como diferenciar a hipomineralização do esmalte das lesões de manchas brancas?

A hipomineralização do esmalte envolve defeitos estruturais no esmalte devido a um conteúdo mineral reduzido, enquanto as lesões de manchas brancas são sinais precoces de cárie dentária causada pela desmineralização localizada da superfície do esmalte. Enquanto a hipomineralização do esmalte é um defeito de desenvolvimento com várias causas subjacentes, as lesões de manchas brancas estão principalmente associadas à produção de ácido bacteriano e a uma má higiene oral.

A hipomineralização do esmalte apresenta-se frequentemente como áreas de esmalte que estão descoloridas, variando de branco-creme a amarelo ou castanho. As áreas afectadas podem parecer opacas ou calcárias e são propensas a quebrar, levando a cáries e perda de esmalte. As lesões de manchas brancas aparecem normalmente como pequenas áreas brancas e opacas na superfície do dente, muitas vezes perto da linha da gengiva ou à volta de brackets ortodônticos. Estas lesões podem ser reversíveis se forem detectadas e tratadas precocemente.

13.2 Introdução

Os defeitos de desenvolvimento do esmalte são um achado frequente nos dentes primários e permanentes. Estes defeitos podem ser hipoplasia do esmalte ou hipomineralização do esmalte. A hipomineralização do esmalte é um defeito qualitativo identificado visualmente como uma anomalia na translucidez do esmalte e também denominado como opacidade do esmalte. As opacidades são de dois tipos principais, opacidades difusas ou demarcadas. Enquanto as opacidades difusas são brancas aquando da erupção e se espalham pela superfície do esmalte sem uma margem claramente definida com o esmalte normal adjacente, as opacidades demarcadas têm uma margem claramente definida que separa o esmalte anormal do normal.

A sua cor varia entre o branco, o creme, o amarelo e o castanho, bem como o grau de alteração da translucidez.

13.3 Etiologia

A etiologia da hipomineralização, particularmente a hipomineralização do esmalte, é multifatorial e complexa, envolvendo frequentemente uma combinação de factores genéticos, ambientais e sistémicos. Alguns factores-chave implicados na etiologia da hipomineralização incluem:

1) Factores genéticos: Certas predisposições e mutações genéticas têm sido associadas à hipomineralização do esmalte. Estes factores genéticos podem influenciar os processos de formação e mineralização do esmalte durante o desenvolvimento do dente.
2) Factores pré-natais e perinatais: Condições pré-natais e perinatais adversas, tais como doenças maternas, infecções, deficiências nutricionais e exposição a toxinas ambientais, podem perturbar o desenvolvimento e a mineralização do esmalte, levando à hipomineralização.

3) Doenças sistémicas: As condições e doenças sistémicas durante a infância, tais como doenças febris, infecções, distúrbios metabólicos e perturbações do desenvolvimento, podem ter impacto na formação e mineralização do esmalte, contribuindo para a hipomineralização.
4) Factores ambientais: Os factores ambientais, incluindo a exposição a níveis de flúor durante o desenvolvimento dos dentes, factores dietéticos, como a deficiência de vitamina D, e traumatismos nos dentes em desenvolvimento, podem influenciar a mineralização do esmalte e contribuir para a hipomineralização.
5) Medicamentos e tratamentos: Certos medicamentos, como os antibióticos de tetraciclina, quando tomados durante o desenvolvimento dos dentes, podem interferir com a mineralização do esmalte e resultar em hipomineralização. Da mesma forma, os tratamentos dentários, como a exposição excessiva ao flúor durante a primeira infância, também podem provocar defeitos no esmalte e hipomineralização. Distúrbios do desenvolvimento: As perturbações do desenvolvimento durante o desenvolvimento do dente, tais como perturbações na função dos ameloblastos ou na formação da matriz do esmalte, podem prejudicar os processos de mineralização do esmalte e contribuir para a hipomineralização.

É essencial reconhecer que a etiologia da hipomineralização é frequentemente multifatorial e que os mecanismos precisos subjacentes ao seu desenvolvimento podem variar entre indivíduos. Além disso, é necessária mais investigação para elucidar completamente a complexa interação de factores que contribuem para a hipomineralização e as suas variadas apresentações.

13.4 Caraterísticas clínicas

Após um trauma num dente primário, 74,1% dos sucessores permanentes apresentam descoloração e/ou hipoplasia.[15] O traumatismo de um antecessor primário inclui traumatismo físico, como a quebra ou fratura do dente, ou traumatismo químico, como a infeção apical do dente primário. Qualquer um destes cenários pode causar inflamação periapical e, por conseguinte, perturbar a mineralização do dente subjacente, resultando numa deposição acelerada de minerais.[16] A hipomineralização traumática ocorre geralmente de forma assimétrica, afectando apenas um dente, e apresenta-se como manchas brancas no dente em questão. Frequentemente ocorrem como lesões puntiformes nas coroas dentárias do terço incisal.[17] É imperativo que se faça uma história de trauma, bem como uma avaliação do risco de cárie do paciente, tanto atual como anteriormente.

As caraterísticas histológicas destas lesões são semelhantes às lesões de manchas brancas causadas por fluorose, uma vez que envolvem hipomineralização subsuperficial sob uma superfície relativamente bem mineralizada.[18]

CAPÍTULO 14: DIAGNÓSTICO DIFERENCIAL 4- AMELOGÉNESE IMPERFEITA

14.1 Como diferenciar a amelogénese imperfeita das lesões de manchas brancas?

As lesões de manchas brancas persistem geralmente como hipomineralização, que pode ser localizada ou generalizada e que se apresenta como opacidades brancas difusas, lineares ou irregulares sem um limite claro. Os doentes com Amelogénese Imperfeita podem apresentar defeitos hipomineralizados ou hipoplásicos que tendem a ser generalizados. A Ameolgenesis Imperfecta também se apresenta como uma caraterística autossómica dominante.

14.2 Introdução:

A amelogénese imperfeita é um grupo de doenças inerentes que apresentam um defeito quantitativo ou qualitativo do esmalte na ausência de complicações sistémicas. [128] Esmalte castanho hereditário, displasia hereditária do esmalte, dentes opalescentes castanhos hereditários são as outras terminologias utilizadas para a AI. A prevalência varia de 1:700 a 1:14 000, de acordo com as populações estudadas. [129] A AI afecta todo o componente ectodérmico. O traço de Amelogénese Imperfeita pode ser autossómico dominante, autossómico recessivo ou ligado ao X. [130]

A IA afecta tanto a dentição decídua como a permanente. Nos dentes afectados pela IA, a dentina e as raízes parecem normais. Com base nas caraterísticas fenotípicas e no modo de herança, são propostas as classificações da IA. A classificação mais comummente utilizada foi proposta por Witkop em 1988, que foi posteriormente revista por Nusier em 2004. Dependendo da aparência do esmalte e dos defeitos estruturais e de desenvolvimento, a IA é classificada em 4 padrões: hipoplásica, hipomaturação, hipocalcificada e hipomaturação-hipoplásica.

A restauração dos defeitos criados pela IA melhora as preocupações estéticas e funcionais do paciente. O planeamento do tratamento destes casos envolve uma abordagem interdisciplinar para avaliar, diagnosticar e resolver problemas estéticos utilizando uma combinação de tratamento periodontal, protético e restaurador. [131] Esta revisão demonstra os vários tipos de Amelogénese Imperfeita, as suas caraterísticas e as várias modalidades de tratamento que lhes estão associadas.

14.3 Etiologia

Genética, doença febril ou deficiência vitamínica, infeção local ou traumatismo, ingestão de fluoretos, sífilis congénita, malformações congénitas ou factores idiopáticos. [132]

*14.4 Classificação e caraterísticas gerais (*Figura **29***)*

Hypoplastic form Reduction in the thickness of enamel matrix with normal mineralization	Hypomaturation form Defect in the mineralization process with normal matrix formation	Hypocalcified form Defect in the quality of the mineralization process with normal quantity of matrix formation
Clinical Appearance		
Reduced thickness of enamel	Normal thickness of enamel	Normal thickness of enamel with loss of translucency
Enamel appears normal and less prone to attrition	Enamel is hypomineralized and prone to attrition	Enamel is hypomineralized and exhibits a soft cheesy consistency. Easily broken down.
The color appears normal with translucency to a yellow to dark brown color depending on the thickness of enamel and dentin	Color may be affected by staining from the oral environment. Mottled appearance to yellow-brown or red-brown discoloration	Color may be affected by staining from the oral environment. Teeth appear more dark
Reduction in tooth size		
Rough, irregular or pitted enamel		
Radiographic appearance		
Enamel and dentin appears normal	Enamel has similar radiodensity as dentin	Enamel is less radiopaque than dentin

Figura 29: Caraterísticas Clínicas e Radiográficas

14.4.1 IA hipoplásica: [133 134]

Os subtipos hipoplásicos de AI são caracterizados pela formação defeituosa do esmalte, que é a caraterística principal. Os tipos hipoplásicos podem ser caracterizados por esmalte que é esburacado, tem sulcos ou ranhuras, tem grandes áreas de falta, ou esmalte que é muito fino em toda a coroa do dente. Os defeitos quantitativos são observados quando o esmalte não se forma na espessura normal devido a factores locais ou gerais. Clinicamente, o tamanho da coroa varia de pequeno a normal e os dentes pequenos podem não ter contactos proximais. A cor varia de normal a branco opaco - castanho amarelado. O esmalte pode ser áspero, liso, com buracos, sulcos, localmente hipoplásico ou a coroa completa do dente pode aparecer com esmalte fino.

14.4.2 **Hipomaturação IA:** [136]

Neste tipo, observa-se um defeito qualitativo do esmalte, onde o esmalte não está suficientemente mineralizado. Os dentes têm uma aparência morfológica normal na altura da erupção, mas acabam por se lascar posteriormente, especialmente nas áreas oclusais. Clinicamente, a cor dos dentes varia de cremoso opaco a amarelo/castanho acentuado. A superfície dos dentes parece macia e áspera, levando à sensibilidade devido à exposição dentinária. A má oclusão por mordida aberta é uma caraterística comum. A espessura do esmalte é normal, mas muitas vezes lasca-se e desgasta-se facilmente. Radiograficamente, parece haver uma diferenciação reduzida entre o esmalte e a dentina, o que pode ser difícil de verificar. O esmalte tem um contraste semelhante ou superior ao da dentina e as coroas não irrompidas têm uma morfologia radiográfica normal.

14. 4. 3 AI hipocalcificado:[135]

O defeito qualitativo ocorre quando o esmalte é insuficientemente mineralizado e macio. Em comparação com o tipo de hipo-maturação, a mineralização neste tipo é acentuadamente reduzida. Clinicamente, as coroas dos dentes nestes casos parecem ser brancas opacas a castanho-amareladas, com uma superfície de esmalte macio e rugoso, sensibilidade dentária e uma estética muito pobre. Devido à hipomineralização grave, pode ocorrer perda precoce do esmalte. A espessura do esmalte parece ser normal na erupção, que frequentemente lasca e tende a desgastar-se facilmente após a erupção. Pode haver atraso na erupção dos dentes. Pode ser observada uma mordida aberta anterior de origem esquelética. É evidente a acumulação de uma grande quantidade de cálculo supragengival.

14. 4. 4 **Hipomaturação-Hipoplásica com Taurodontismo:** [135]

Clinicamente, a coroa parece ser branca/amarela-castanha mosqueada. Os dentes parecem mais pequenos do que o normal e faltam-lhes contactos proximais. Nestes casos, a espessura do esmalte é drasticamente reduzida. As coroas apresentam pitting e tendem a ter áreas hipo mineralizadas. Radiograficamente, o contraste do esmalte é normal ou ligeiramente maior do que o da dentina, e mostra câmaras pulpares grandes ou bulbosas que parecem taurodônticas.

CAPÍTULO 15: TRATAMENTO DAS LESÕES DE MANCHAS BRANCAS PREVENÇÃO

15.1 Introdução

A estrutura dos cristais de hidroxiapatite está sob a influência de um ciclo natural entre a desmineralização e a remineralização. [136] Este ciclo funciona a favor da desmineralização ou da remineralização, dependendo dos factores ambientais. Estudos efectuados com microscopia de luz polarizada indicam que o tamanho das lesões brancas pode diminuir com o tempo. Há estudos que mostram que as lesões brancas resultantes de tratamento ortodôntico diminuem rapidamente após a remoção dos aparelhos ortodônticos dentro de

12 meses e pode diminuir até 50% em 24 meses. O grau de remineralização varia entre indivíduos e diferentes regiões da boca. Por vezes, a dimensão de uma área de desmineralização pode ser tal que não pode ser melhorada mesmo que seja utilizado um agente de remineralização eficaz. Por isso, é importante adotar métodos para prevenir a formação de lesões brancas. [137]

Durante o tratamento ortodôntico, o melhor método é prevenir as lesões de manchas brancas antes que elas se desenvolvam. Existem dois métodos fundamentais para o conseguir. O primeiro é evitar a quebra da desmineralização em curso ou reforçar o processo de remineralização. O segundo é prevenir a desmineralização na superfície do dente. [138]

Os métodos para aumentar a remineralização e diminuir a desmineralização em pacientes submetidos a tratamento ortodôntico são: motivação para a higiene oral, consultas regulares de higiene oral com profissionais, uso de agentes tópicos e adesivos ortodônticos com flúor.

A saliva é também uma informação muito importante para a prevenção da cárie dentária. A degradação dos minerais no esmalte após ataques ácidos, o grau de desmineralização, o início ou a duração da remineralização estão relacionados com o nível de pH da saliva. [139]

15.2 Motivação para a higiene oral

A prevenção deve começar por educar e motivar o doente para o cumprimento de uma dieta não cariogénica e para a observação da higiene oral. Uma higiene oral eficaz é a base das medidas profilácticas em pacientes ortodônticos fixos. Recomenda-se vivamente o controlo e remoção mecânica da placa bacteriana através de uma escovagem adequada das superfícies dentárias, pelo menos duas vezes por dia, com pasta dentífrica contendo flúor, especialmente nas áreas de retenção de biofilme. Durante as consultas de revisão, a motivação do doente deve ser reavaliada e, se for considerado necessário, as superfícies dentárias devem receber uma limpeza profissional e as instruções de higiene oral e dietéticas devem ser repetidas. [136 140] O nível de pH à volta dos aparelhos pode diminuir facilmente nos doentes que estão a receber tratamento ortodôntico. Se o doente tiver uma boa higiene oral, o nível de pH não excederá o nível crítico nas fases iniciais dos ataques ácidos. No entanto, se a higiene oral do doente for deficiente, pode observar-se uma perda permanente de minerais à volta do aparelho, uma vez que estas áreas permanecem durante muito tempo abaixo do nível crítico de pH.

Reduzir a quantidade de placa bacteriana na superfície dos dentes é um método eficaz para prevenir a formação de cáries. [141] A remoção da placa bacteriana é possível através de métodos mecânicos e químicos. A escovagem dos dentes é um método comummente utilizado para controlar mecanicamente a placa bacteriana. Os elixires bucais com diferentes ingredientes que proporcionam um controlo químico da placa bacteriana são também agentes eficazes que reduzem a contagem bacteriana em 99,9% sem danificar os tecidos orais circundantes. Os elixires bucais que contêm clorhexidina são os mais eficazes. [142] A utilização de escovas de dentes eléctricas ou a irrigação diária com água em associação com a escovagem manual dos dentes pode revelar-se mais eficaz na diminuição da acumulação de placa bacteriana do que a escovagem manual isolada. [143] A limpeza profiláctica profissional reduz a carga bacteriana, aumenta a eficácia da escovagem e facilita a limpeza pelo doente. A limpeza profissional dos dentes duas ou três vezes por ano ajuda a manter uma boca saudável, diminuindo o risco de cáries dentárias e o número de dentes com lesões cariosas. As pastas fluoretadas com partículas progressivamente mais finas podem ser utilizadas para polir as superfícies coronárias; além disso, as taças ou escovas de polimento elastoméricas ajudam a evitar a retenção mecânica de bactérias. [144] Para além da frequência de escovagem, a idade do paciente, o tempo decorrido desde a remoção do aparelho, a duração do tratamento, o tipo de dente (incisivo central ou lateral) e a área de superfície da LME também afectaram a melhoria da lesão de mancha branca. [145]

15.3 Utilização de agentes com flúor

A aplicação de flúor é um método comummente utilizado para reduzir a tendência do esmalte para a desmineralização. A concentração de flúor na saliva e na placa bacteriana é eficaz na prevenção da desmineralização e na formação da remineralização. [146] Os ácidos orgânicos formados pelas bactérias cariogénicas causam uma diminuição do nível de pH da placa bacteriana, o que resulta na difusão do flúor para o esmalte a partir da placa bacteriana e da saliva. O deslocamento dos iões hidroxilo da estrutura do esmalte com flúor provoca a existência de cristais de fluorapatite. Esta nova forma cristalina é mais resistente aos ácidos. [147] O flúor também afecta as actividades das bactérias cariogénicas e previne a formação de cáries. Estudos laboratoriais demonstraram que baixas concentrações de flúor fazem com que *o Streptococcus mutans* produza menos quantidade de ácido. [148]

A concentração de fluoreto na superfície do esmalte diminui drasticamente com a profundidade. O flúor tem baixa solubilidade e tende a acumular-se na superfície do esmalte. Não consegue penetrar mais profundamente nas camadas de esmalte depois de as cavidades porosas serem preenchidas com ele. Num estudo, o flúor foi aplicado durante 3 meses a uma lesão branca de 100 µm de profundidade, criada em condições experimentais. Após 3 meses de aplicação, os iões de flúor só conseguiram atingir uma profundidade de 50 µm. [149] Por conseguinte, recomenda-se uma dose baixa de flúor para que os iões de flúor alcancem facilmente as camadas mais profundas das lesões. Lee Linton[150] afirma que um colutório que contenha 50 ppm de flúor é mais eficaz na remineralização do que um que contenha 250 ppm de flúor. Por outro lado, de acordo com os resultados de um estudo clínico publicado por Willmot, et al.,[151] não existe um efeito adicional de remineralização dos elixires e pastas dentífricas com baixas doses de flúor em comparação com os que não contêm flúor. Além disso, é referido que a capacidade do ião fluoreto para remineralizar é menor do que a sua capacidade para prevenir a desmineralização.

As descolorações devidas à fluorose são causadas pelo uso excessivo de flúor durante o desenvolvimento do esmalte. [152] Níveis elevados de flúor na água potável, pastas de dentes, suplementos nutricionais e materiais dentários são factores de risco para a fluorose, particularmente em crianças com menos de 8 anos de idade. [153]

Tem sido referido que os melhores resultados na administração de flúor podem ser obtidos através da utilização diária de agentes de baixa concentração. Embora o esmalte possa dissolver-se em níveis de pH baixos, a presença de baixas concentrações de flúor fornece os minerais dissolvidos para participarem no ciclo de remineralização e evitar a perda de minerais. [154]Existe um nível crítico de pH para que o flúor seja eficaz na formação de fluorapatite. Os níveis de pH entre os quais o flúor actua mais eficazmente são referidos como 4,5-6. O mecanismo de funcionamento do flúor de acordo com o nível de pH pode ser explicado pela Curva de Stephan (Figura 30).

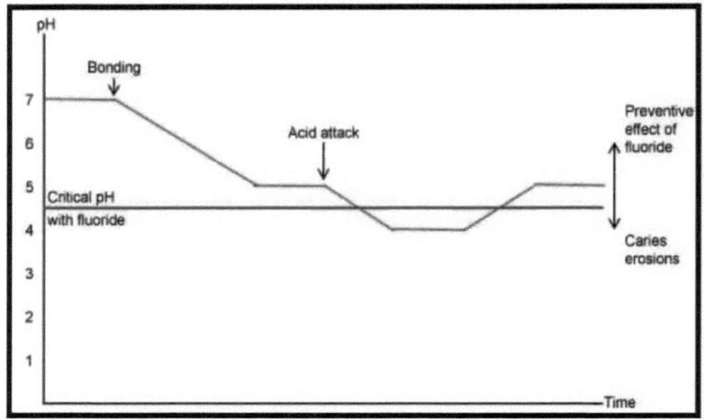

Figura 30: Curva de Stephan mostrando o mecanismo de ação do flúor em função do nível de pH

5.4 Produtos de fluoreto

O papel favorável do flúor na prevenção do LSF tem sido documentado com o uso de: colutórios com flúor, géis com flúor, pastas dentífricas com flúor, vernizes com flúor, flúor em agentes de ligação e flúor em elastómeros. O ião fluoreto previne a cárie dentária, modificando o metabolismo bacteriano na placa dentária através da inibição de alguns processos enzimáticos, inibindo a produção de ácidos por alteração da composição da flora bacteriana e/ou da atividade metabólica dos microrganismos, e diminuindo a desmineralização e promovendo a remineralização das lesões cariosas em fases iniciais através de um efeito de remineralização, especialmente em baixas concentrações. [155]

15.4.1 <u>Pastas de dentes fluoretadas</u>

A concentração de fluoreto dos dentífricos (sob a forma de fluoreto de sódio, monofluorofosfato, fluoreto estanoso) deve ser superior a 1000 ppm; os dentífricos com concentrações de fluoreto mais elevadas são mais eficazes. [156 157] A utilização de um dentífrico com uma elevada concentração de fluoreto (5000 ppm), duas vezes por dia, por doentes com elevado risco de perda de massa muscular é mais eficaz do que as formulações convencionais;[158 159 160] no entanto, este dentífrico (Duraphat) não pode ser prescrito a doentes com menos de 16 anos de idade. Heymann e Grauer[161] recomendam este dentífrico apenas para a escovagem nocturna. No entanto, a utilização de uma pasta dentífrica com flúor, por si só, não é eficaz na prevenção do WSL na maioria dos pacientes, mesmo com uma boa higiene oral. [162] Por isso, recomenda-se a utilização de outras fontes de flúor. [163 164 165]

15.4.2 Colutórios fluoretados

A utilização diária de colutórios fluoretados contendo fluoreto de sódio demonstrou resultar numa diminuição significativa do desenvolvimento de lesões cariosas à volta e por baixo das bandas. Foram incorporados agentes antibacterianos nestes colutórios, incluindo a clorexidina, o triclosan ou o zinco, para promover os seus efeitos cariostáticos. [166] Benson efectuou uma revisão sistemática e recomendou o uso diário de colutórios com NaF a 0,05% para prevenir a desmineralização do esmalte durante o tratamento ortodôntico fixo. [167] Foi demonstrado que um colutório diário contendo NaF (0,05% ou 0,2%) e/ou um enxaguamento semanal contendo alfa-1-fetoproteína (1,2%) diminuem a incidência de desmineralização do esmalte durante o tratamento ortodôntico fixo.

15.4.3 Vernizes com flúor

Os vernizes de flúor (2-4 aplicações anuais) provaram ser eficazes na diminuição da incidência de cáries nas dentições decídua e permanente. Os vernizes de flúor provaram ser um método seguro de aplicação de flúor. As vantagens dos vernizes de flúor em relação a outros regimes tópicos de flúor incluem a proteção do esmalte na ausência de adesão do doente e a libertação contínua de flúor durante um longo período de tempo. A aplicação de um verniz fluoretado resultou numa diminuição de 44,3% na desmineralização do esmalte em pacientes submetidos a tratamento ortodôntico. Azarpazhooh e Limeback[168] relataram, após um período de acompanhamento de 3 anos, que a aplicação de um verniz fluoretado de 6 em 6 meses provou ser a técnica mais económica para grupos de alto e médio risco. Concluíram também que o Durafluor e o Duraphat libertavam flúor a um ritmo lento até 6 meses, com a maior libertação observada durante as primeiras 3 semanas, seguida de uma libertação mais gradual. Por conseguinte, apoiaram a recomendação de uma aplicação semestral de preparações de dose única. No entanto, alguns estudos recomendaram uma aplicação a cada 90 dias (a cada 3 meses) para promover uma proteção adequada. A aplicação de um verniz fluoretado de 6 em 6 semanas durante o tratamento ortodôntico tem-se mostrado eficaz em alguns outros estudos. [169]Recentemente, um estudo *in vivo* realizado por Perrini *et al.* demonstrou que a aplicação periódica de vernizes fluoretados em pacientes submetidos a tratamento ortodôntico fixo pode proporcionar alguma proteção contra as LSM, que pode não ser estatisticamente significativa se os pacientes apresentarem uma excelente higiene oral. [170]

Uma aplicação única de um verniz fluoretado, imediatamente antes do início do tratamento ortodôntico, não proporcionou qualquer vantagem preventiva adicional em relação a uma boa higiene dentária com a utilização de pastas dentífricas fluoretadas em termos do desenvolvimento de WSLs e gengivite em pacientes com um risco de cárie baixo a moderado. Os pacientes são frequentemente submetidos a uma aplicação de verniz fluoretado imediatamente antes do tratamento ortodôntico com aparelhos fixos. No entanto, a eficácia desta técnica ainda não foi esclarecida.

Considerando a baixa eficácia das medidas aplicadas pelo paciente, tem havido tentativas de utilizar os benefícios dos materiais que libertam flúor ao longo do tempo, incluindo a libertação contínua de flúor do sistema de ligação à volta da base do bracket, o que pode ser muito vantajoso. Os adesivos contendo flúor não se revelaram eficazes na diminuição da desmineralização, mas os compómeros e os cimentos de ionómero de vidro têm sido promissores neste contexto. Os cimentos de ionómero de vidro são menos resistentes do que as resinas compostas; por isso, há mais falhas de brackets quando são utilizados em procedimentos de colagem ortodôntica.

Na última década, tem-se dedicado cada vez mais atenção à utilização de materiais bioactivos "inteligentes" no campo dentário, especialmente para remineralizar a dentina, com vidro bioativo (BAG), ionómero de BAG, a ser incorporado em gastrointestinais para aumentar a bioatividade, a regeneração dentária e a capacidade de reconstrução em alguns estudos.

A libertação de flúor das ligaduras elastoméricas pode ajudar a diminuir a prevalência da desmineralização; no entanto, a incorporação de flúor nos elásticos pode afetar as suas propriedades físicas, resultando na sua deterioração mais rápida na cavidade oral■[146471] A última revisão da Cochrane[171] sobre o papel do flúor na prevenção do LSF como resultado do tratamento ortodôntico não levou a recomendações para o uso de adesivos ou ligaduras que libertam flúor, uma vez que não preenche os critérios de inclusão de estudos (ensaios clínicos controlados randomizados-ensaios clínicos sobre a comparação de produtos fluoretados com a não utilização de tais produtos ou a utilização de um controlo não fluoretado - avaliação da remineralização do esmalte no início e no final do tratamento ortodôntico). Um estudo recente sugeriu que os cimentos ortodônticos com microcápsulas libertam iões de flúor, cálcio e fosfato biodisponíveis junto à superfície do dente, com a capacidade de serem recarregados com flúor e sem efeito na adesão do material ao esmalte. A incorporação de microcápsulas em materiais dentários pode promover a remineralização. Nos últimos anos, foram introduzidos vários dispositivos intra-orais de libertação lenta de flúor, incluindo um dispositivo de membrana de copolímero, um dispositivo de vidro contendo flúor, um sistema de flúor controlado por difusão de hidroxiapatite-Eudragit RS 100 e comprimidos de libertação lenta para uso intrabucal, com a capacidade de libertar pequenas quantidades de flúor durante um longo período de tempo, possivelmente até 6 meses, antes de serem substituídos.

Foi relatado que os selantes fotopolimerizáveis de fossas e fissuras colocados nas superfícies vestibulares perto de braquetes ortodônticos colados foram muito eficazes (80%) na prevenção da desmineralização *in vitro,* não necessitando da colaboração do paciente. No entanto, estes selantes não podem ser removidos facilmente e requerem um polimento meticuloso após a remoção. A aplicação de um selante contendo flúor nas faces vestibulares dos incisivos bovinos para prevenir o desenvolvimento de lesões cariosas à volta dos brackets ortodônticos mostrou que o selante ProSeal, sozinho ou em associação com a escovagem e/ou escovagem e a utilização de um colutório contendo flúor, foi mais eficaz na proteção do esmalte do que a escovagem isolada.

15.4.4 Utilização de agentes com fosfopeptídeo de caseína-amorfosfato de cálcio (CPP-ACP)

Harper, et al. compararam os potenciais anticariogénicos de quatro tipos diferentes de queijo, cada um contendo diferentes níveis de gordura, proteína, cálcio e fosfato. Verificou-se que o queijo com as propriedades mais protectoras contra a formação de cáries era o que continha a maior quantidade de fosfoproteínas de caseína e fosfato de cálcio no seu conteúdo.

A caseína ácida, que é uma proteína comummente encontrada no leite de mamíferos, pode reduzir a formação de cáries quando adicionada às pastas dentífricas. No entanto, a quantidade de caseína necessária torna qualquer pasta de dentes inutilizável devido ao seu sabor. O caseinato de sódio adicionado ao chocolate também reduz a cariogenicidade, mas afirma-se que a quantidade de caseinato necessária (16,6%) torna o produto inutilizável pela mesma razão.

O mecanismo anticariogénico do CPP-ACP pode ser resumido como o aumento do nível de fosfato de cálcio na placa bacteriana, reduzindo a desmineralização e aumentando a remineralização do esmalte. Existem estudos que demonstram que o CPP inibe a adesão e o funcionamento das bactérias estreptococos cariogénicas na boca.

Scupbach, et al.[172] demonstraram que a capacidade de adesão de bactérias como *Streptococcus sobrinus* e *Streptococcus mutans* diminuiu consideravelmente após a administração de CPP. Reynolds, et al. mostraram que a utilização de CPP-ACP entre 0,5 e 1,0% de concentração é equivalente a 500 ppm de fluoreto na redução da atividade cariogénica. Uma vantagem do CPP-ACP em relação ao fluoreto é o facto de não causar fluorose devido a doses elevadas. Por conseguinte, a utilização de CPP-ACP pode reduzir o risco de fluorose, uma vez que reduz a necessidade de fluoreto.

Pensou-se que a capacidade de remineralização dos iões de flúor poderia ser aumentada através da utilização de iões de cálcio. No entanto, o sucesso da remineralização obtida pelo fluoreto de cálcio, que se formava quando os iões fluoreto e cálcio se juntavam, foi considerado inadequado.

15.5 Probióticos

Os probióticos são microrganismos vivos com benefícios para a saúde quando são administrados em quantidades adequadas. Existe a hipótese de que as estirpes probióticas interferem ou inibem outros microrganismos, especialmente os patogénicos. As bactérias probióticas podem aumentar o efeito do flúor na prevenção da cárie dentária.

15.6 Utilização de agentes antimicrobianos

Os agentes quimioterapêuticos não podem impedir a formação da placa dentária, mas podem ser utilizados para remover os microrganismos, que são um dos principais factores que causam a desmineralização do esmalte. A clorexidina e o cloreto de benzalcónio são os agentes antimicrobianos mais preferidos para este fim. Existem vários estudos que demonstram que estes agentes reduzem significativamente os níveis de *Streptococcus mutans*, que são responsáveis pela desmineralização e formação de cáries. [173]

A utilização regular destes agentes duas vezes por dia provoca a descoloração dos dentes. Por conseguinte, tem sido referido que o colutório com clorexidina a 0,2% pode ser utilizado em determinados intervalos, para além de outros métodos de proteção durante o tratamento ortodôntico, a fim de reduzir os seus efeitos secundários [30].

15.7 Utilização do xilitol

Sabe-se que o xilitol apresenta um efeito anticariogénico, limitando a lesão de cárie. Este efeito baseia-se no facto de ser um açúcar não fermentável e de inibir a proliferação e o crescimento do *Streptococcus mutans.*

Recomenda-se a utilização de xilitol sob a forma de pastilhas, uma vez que não é recomendada a utilização de pastilhas elásticas em doentes que estejam a receber tratamento ortodôntico. No entanto, deve ter-se em atenção que o xilitol afecta negativamente o sistema digestivo e deve ser evitada a sua utilização em excesso. 174

O prolongamento do tratamento ortodôntico aumenta o risco de lesões de manchas brancas e de formação de cáries. Por conseguinte, a libertação de flúor dos sistemas de ligação à volta dos brackets pode ser útil. [175]

Os selantes são escudos de superfície que formam uma barreira protetora contra ataques ácidos. Existem dois tipos de vedantes: os de cura química e os de cura por luz. Os selantes de polimerização química foram utilizados inicialmente, mas com o tempo surgiram desvantagens, tais como camadas não curadas. [141]Estudos demonstraram que os selantes fotopolimerizáveis são melhor polimerizados e têm uma melhor barreira à desmineralização, uma vez que cobrem completamente a superfície. [176]

O cimento de ionómero de vidro é um material que tem propriedades desejadas, tais como a libertação de flúor e a ligação química. No entanto, a ligação com ionómero de vidro aumenta a acumulação de placa bacteriana à volta dos brackets. Além disso, não é utilizado para colar brackets devido à sua baixa força de adesão. Os cimentos de ionómero de vidro modificados por resina foram desenvolvidos para ultrapassar estes efeitos secundários através da adição de partículas de resina no cimento. Este sistema adesivo liberta fluoreto como os cimentos de ionómero de vidro convencionais e tem uma força de adesão mais elevada.[177]

Tem-se pensado que o flúor deve ser adicionado aos adesivos para uma libertação contínua de flúor, de modo a prevenir a formação de lesões de manchas brancas durante o tratamento ortodôntico sem a cooperação do paciente. Foi relatado que os adesivos com libertação de flúor proporcionam proteção numa área de 1 mm à volta dos brackets, enquanto que os adesivos sem flúor não conseguem evitar a desmineralização à volta e por baixo dos brackets. [178]

15.8 Lasers

A irradiação laser, devido à sua resistência aos ácidos, pode ser um complemento valioso do condicionamento ácido convencional em locais susceptíveis em doentes com elevado risco de cárie, incluindo aqueles com cáries galopantes, aqueles com deficiências incapazes de seguir as instruções de higiene oral, ou aqueles que recebem tratamento ortodôntico com acessórios nos dentes que retêm placa bacteriana. A aplicação de lasers na prevenção de cáries remonta a 1972. Os raios laser aumentam a microdureza do esmalte e a resistência ao ataque ácido. Os principais lasers utilizados em medicina dentária preventiva incluem os lasers de árgon, CO_2, Nd-YAG e erbium YAG.

A irradiação do esmalte com feixes de laser de árgon diminui a quantidade de desmineralização até 30%-50%. Fox[179] referiu que, para além de diminuir a desmineralização do esmalte, os feixes de laser reduziram o valor do pH limiar de dissolução. Os feixes de laser resultaram em alterações na morfologia da superfície, mas mantiveram uma superfície de esmalte intacta. Foram sugeridos vários mecanismos para explicar o aumento da resistência do esmalte à cárie após a irradiação laser, mas o mecanismo exato ainda não foi elucidado. O mecanismo mais provável parece ser a formação de microespaços dentro do esmalte após a exposição aos raios laser. Estes microespaços retêm os iões libertados e servem de locais para a remineralização na superfície do esmalte. A aplicação de feixes de laser de árgon (488 nm) diminuiu significativamente a profundidade média da lesão em comparação com os controlos de luz visível, apoiando o facto de que a irradiação com feixes de laser de árgon pode impedir o desenvolvimento de WSLs durante o tratamento.

CAPÍTULO 16: TRATAMENTO DAS LESÕES DE MANCHAS BRANCAS

16.1 Remineralização

A primeira opção para a eliminação dos WSLs é a remineralização que, para além de medidas rigorosas de higiene oral, envolve aplicações repetidas e a adesão de um paciente motivado e pode demorar muito tempo. Para o efeito, estão disponíveis vários produtos aplicados profissionalmente e em casa, sob diferentes formas: soluções, vernizes, cremes, pastas e gomas de mascar. Estes produtos contêm fluoretos e/ou fosfopeptídeo de caseína-fosfato de cálcio amorfo, e existem evidências de vários graus de sucesso na literatura dentária.[4,26,28,93,9 4] Denis *et al.* preconizaram estas medidas para o score 0 e 1 destas lesões com base na classificação ICDAS[1] -[1] No entanto, a partir do score 2, estas medidas não foram capazes de remineralizar as lesões em toda a sua profundidade, tendo sido necessário considerar técnicas mais invasivas como a erosão-infiltração [,9 5], o branqueamento e a microabrasão.[92] Produtos com altas concentrações de flúor não são recomendados para o tratamento de lesões em incisivos e caninos, pois levam à descoloração do dente[117]] Deve-se considerar que há uma falta de dados científicos confiáveis para apoiar abordagens remineralizadoras ou camufladoras para o tratamento de WSLs pós-ortodônticos e mais ensaios bem desenhados são necessários.[1961]

16.2 Aplicação tópica de flúor

A aplicação tópica de flúor nas lesões é considerada como o primeiro passo no tratamento das lesões de manchas brancas. A aplicação de flúor em alta concentração após a conclusão do tratamento ortodôntico proporciona a remineralização das superfícies da lesão. No entanto, as partes não tratadas podem permanecer nas camadas mais profundas das lesões e continuar a criar problemas estéticos. Portanto, a penetração de baixas doses de cálcio e flúor da saliva deve ser permitida após o tratamento ortodôntico para obter resultados mais estéticos [3]. O condicionamento ácido seguido da aplicação de flúor ou o ácido envolvendo a aplicação de flúor facilita a remineralização [17]

16.3 Branqueamento dentário

O branqueamento pode ser aplicado para camuflar as lesões de manchas brancas remanescentes, seguindo a remineralização natural que ocorre por si só sem qualquer intervenção. Este método pode ser aplicado durante a noite em casa ou por um profissional no consultório dentário, utilizando sistemas de branqueamento em gel que envolvem diferentes dosagens de peróxido de hidrogénio com a ajuda de moldeiras transparentes em pacientes que sofrem de descoloração amarelada [35].

Knosel, et al. [36] examinaram o efeito do branqueamento em lesões de manchas brancas inactivas e no esmalte intacto que as rodeia, após tratamento ortodôntico. Eles observaram uma mudança de cor distinta tanto na área da lesão de mancha branca quanto no esmalte intacto. Foi relatado que as áreas com lesões de manchas brancas foram camufladas, uma vez que a maior quantidade de clareamento ocorreu na área intacta do esmalte.

16.4 Aplicação do fosfopeptídeo de caseína-amorfosfato de cálcio (CPP-ACP)

Reynolds e Black[1231] descobriram que o CPP-ACP obtido a partir do leite afectava o desenvolvimento de cáries. Os iões de cálcio e fosfato livres no CPP-ACP podem ser facilmente transferidos para a superfície do esmalte. Os agentes CPP-ACP são produzidos de várias formas, tais como espuma, elixir bucal, pasta tópica, pastilha elástica e pastilha sem açúcar para transportar cálcio e fosfato.

Reynolds [37] relatou que o uso de uma solução contendo 1% de CPP-ACP aumentou o nível de cálcio em 144% e o nível de fosfato em 160% no ambiente oral, o que levou à diminuição da perda de minerais em 51% devido ao consumo de solução açucarada. Como resultado, foi demonstrada a caraterística anti-cárie do CPP-ACP.

O CPP-ACP aumenta a quantidade de iões de cálcio e fosfato acima do nível crítico necessário para a remineralização. Assim, exibe um efeito anticariogénico [38]". O aumento dos níveis de cálcio e fosfato na placa aumenta o nível de pH do ambiente. Assim, a desmineralização é reduzida e a remineralização é aumentada. Num estudo, uma solução contendo 1% de CPP-ACP demonstrou tratar lesões de manchas brancas 55% mais em comparação com uma solução apenas com água [-]■

16.5 Microabrasão

A microabrasão é um método baseado na remoção controlada da superfície do esmalte através da aplicação de diferentes misturas [39]. Como a superfície exterior do esmalte é rica em flúor e mais resistente a factores externos, pode ser removido menos esmalte no primeiro passo da microabrasão.

O método mais comum de microabrasão para remover lesões de manchas brancas é o polimento da superfície labial/bucal dos dentes com um dispositivo rotativo, utilizando uma mistura formada por gel de ácido clorídrico (HCl) a 18% e pedra-pomes de grão médio[14] ◦ ᑊᑊ

O processo de microabrasão remove alguma quantidade de esmalte da superfície do dente e forma uma textura de esmalte mais suave. Os minerais de cálcio e fosfato selam os espaços interprismáticos como resultado da microabrasão e a superfície do esmalte torna-se mais resistente a factores externos [-]'

16.6 Erosão-infiltração

Nos últimos anos, foi introduzida uma modalidade de tratamento minimamente invasiva, na qual a LMF é infiltrada com o uso de uma resina de baixa viscosidade. O condicionamento com HCl é utilizado para transformar a superfície exterior numa superfície mais permeável, e a estrutura porosa subjacente é infiltrada com a utilização de uma resina à base de dimetacrilato de trietilenoglicol.ı -ı

A infiltração das lesões cariosas proximais (microporos) é iniciada com uma resina de muito baixa viscosidade, fabricada pela dimetilglicina (icon). O procedimento envolve a penetração da resina através de condicionamento com ácido clorídrico a 15% durante 20 s, seguido de enxaguamento, secagem e desidratação da superfície do esmalte com etanol. Esta resina trava a progressão da cárie e a outra, com um índice de refração próximo do esmalte sadio, camufla o WSL, para além de reforçar a estrutura do prisma de esmalte comprometido[1] -[1] O efeito de camuflagem desta técnica foi demonstrado tanto *in vitro* como *in vivo.* Este efeito de camuflagem varia consoante a profundidade da lesão. Esteticamente, o tratamento é mais eficaz nas fases iniciais, quando se encontra na fase ativa, do que na fase inativa.[151031] Uma vez que se trata de uma técnica nova, não existe experiência clínica suficiente em relação às LMs ortodônticas. Embora um estudo de acompanhamento de 1 ano tenha demonstrado que o método pode criar uma melhoria estética duradoura das LMFs pós-ortodônticas[104] Senestraro *et al*,[7 Knosel *et al*.,[105] Feng e Chu [27] não observaram alterações de cor após 2, 6 e 12 meses, respetivamente. No entanto, Tirlet *et al*. relataram bons resultados clínicos 19 meses após o tratamento de WSLs não ortodônticas, como fluorose após trauma.[106] Um *estudo in* ***vitro*** realizado por Yetkiner avaliou a melhoria da cor e a estabilidade das WSLs após tratamentos com infiltração, flúor ou microabrasão e relatou que a infiltração e a microabrasão diminuíram a aparência esbranquiçada das WSLs. Apenas as WSLs infiltradas foram estáveis após um desafio de descoloração.[101]

16.7 Técnica de infiltração de resina

Estudos demonstraram que a aplicação de selantes de fissuras nas superfícies oclusais previne a formação de cáries. Este facto levou os clínicos a utilizar resinas fluidas para o tratamento de cáries iniciais do esmalte [42]. Estudos histológicos mostraram que a microporosidade aumenta em diferentes camadas de lesões iniciais de esmalte. Sabe-se que estes espaços porosos podem absorver líquidos, como a água, como uma esponja. Além disso, estas pequenas aberturas porosas e espaços intercristalinos alargados actuam como vias de difusão para ácidos e minerais dissolvidos. O preenchimento destes espaços porosos com resinas de baixa viscosidade, em vez de remover completamente as lesões emergentes, reduz a estrutura microporosa do esmalte e suporta mecanicamente o tecido dentário [43].

Ao contrário da técnica do selante de fissuras, as resinas aplicadas na técnica de preenchimento de cáries não cobrem a cárie inicial do esmalte como um chapéu; criam antes uma barreira na lesão através do movimento capilar. Assim, os tecidos dentários são suportados mecanicamente, enquanto a fratura e a cavitação do esmalte superficial são evitadas. O elevado valor de penetração das resinas de preenchimento permite que a lesão de esmalte actue como uma esponja, absorvendo a resina e preenchendo os poros. É aceite que a prevenção da propagação de ácidos orgânicos numa lesão de esmalte impede a progressão da cárie [44].

Os infiltrantes são materiais de resina fotopolimerizável desenvolvidos numa estrutura que pode penetrar facilmente na configuração capilar das lesões do esmalte. A viscosidade destes materiais é baixa, os seus ângulos de contacto com o esmalte são estreitos e as suas tensões superficiais são elevadas [45].

O princípio básico da técnica de infiltração de resina é: inibição da progressão da lesão através do bloqueio dos microporos que proporcionam uma via de difusão para os ácidos, utilizando a resina[1] 46[1] - Sugere-se que as bactérias presas sob a camada superior podem desencadear novamente o processo de cárie, apesar do bloqueio da resina. No entanto, alguns autores sugeriram que estas bactérias não são prejudiciais se as aberturas porosas forem corretamente seladas [47].

Com base nos resultados de estudos *in-vivo* e *in-vitro* que examinaram a eficácia das resinas de baixa viscosidade utilizadas para o preenchimento de lesões de cárie por infiltração, o material denominado ICON (DMG Chemisch-Pharmazeutische, Hamburgo, Alemanha) começou a ser utilizado. O ICON é utilizado eficazmente no tratamento de lesões de manchas brancas [42,43J.

As terapias invasivas raramente são preferidas em lesões precoces do esmalte que não estão suficientemente cavitadas para serem visíveis. Por outro lado, os infiltrantes de resina só podem preencher microcavidades. Por conseguinte, não são adequados para o tratamento de lesões que excedam o 1/3 superficial da dentina e que tenham cavitação visível. Recomenda-se que a progressão das lesões do esmalte seja travada numa fase precoce e a técnica de infiltração de resina é um método eficaz, uma vez que atrasa ou impede a progressão das lesões [48]

CAPÍTULO 17: RESUMO E CONCLUSÃO

As lesões de manchas brancas (LMB) são sinais precoces de cárie dentária, caracterizadas pela desmineralização da superfície do esmalte. O diagnóstico das LMEs envolve um exame cuidadoso dos dentes afectados para detetar alterações visuais, rugosidade tátil e evidência radiográfica de desmineralização. O diagnóstico diferencial é crucial para distinguir as LLM de outras condições como a hipomineralização dos incisivos molares (HIM) e a fluorose.

A gestão dos WSLs centra-se na remineralização e na prevenção de novas cáries. As abordagens não invasivas incluem terapia com flúor, modificações na dieta e educação sobre higiene oral. As aplicações tópicas de flúor, tais como vernizes e géis fluoretados, podem promover a remineralização e travar a progressão das LMFs.

Nos casos em que as WSLs progridem para lesões cavitadas, pode ser necessário um tratamento de restauração. As técnicas minimamente invasivas, como a infiltração de resina, podem travar eficazmente a progressão da lesão e restaurar a estética sem a necessidade de perfuração.

Em conclusão, a deteção e intervenção precoces são essenciais na gestão das lesões de manchas brancas. Uma combinação de medidas preventivas, incluindo a terapia com flúor e técnicas de restauração minimamente invasivas, pode travar eficazmente a progressão da lesão e preservar a saúde dentária. As visitas regulares ao dentista e a manutenção da higiene oral são cruciais para prevenir o desenvolvimento de WSLs e manter uma saúde oral óptima.

REFERÊNCIAS

[1] Walsh LJ - Medicina dentária preventiva para o médico dentista generalista. Aust Dent J 2000;45:76-82.

[2] Featherstone JD. A ciência e a prática da prevenção da cárie. J Am Dent Assoc 2000;131:887-99.

[3] Silverstone LM, Hicks MJ, Featherstone MJ. Factores dinâmicos que afectam a iniciação e progressão de lesões no esmalte dentário humano. II. Morfologia da superfície do esmalte saudável e lesões de esmalte semelhantes a cáries. Quintessence Int 1988;19:773-85.

[4] Silverstone LM, Hicks MJ, Featherstone MJ. Factores dinâmicos que afectam a iniciação e progressão da lesão no esmalte dentário humano. Parte I. A natureza dinâmica da cárie do esmalte. Quintessence Int 1988;19:683-711.

[5] Hicks J, Garcia-Godoy F, Flai C. Factores biológicos na cárie dentária: Papel da saliva e da placa dentária no processo dinâmico de desmineralização e remineralização (parte 1). J Clin Pediatr Dent 2003;28:47-52.

[6] Fejerskov ONB, Kidd E. Cárie dentária: a doença e a sua gestão clínica. 2a ed. Copenhaga: Blackwell Munksgaard; 2003.

[7] Gorelick L, Geiger AM, Gwinnett AJ. Incidência de formação de manchas brancas após colagem e bandagem. Am J Orthod 1982;81(2):93-8.

[8] Selwitz RH, Ismail AI, Pitts NB. Cárie dentária. Lancet. 2007 Jan; 369(9555):51-9.

[9] Bowden GH. The Microbial Ecology of Dental Caries (A Ecologia Microbiana da Cárie Dentária). Microbial Ecology in Health and Disease 2000; 12: 138-48.

[10] Loesche WJ. O papel do Streptococcus mutans na cárie dentária humana. Microbiol Rev 1986; 50(4):353-80.

[11] Sampaio-Maia B e Monteiro-Silva F. Aquisição e maturação do microbioma

oral ao longo da infância: Uma atualização. Dent Res J (Isfahan). 2014 May- Jun; 11(3): 291-301.

[12] Disponível em http://www.uic.edu/classes/osci/osci590/11_1Epidemiology.html.

[13] Shafer WG, Hine MK, Levy BM. Shafer's Textbook of Oral Pathology (Manual de Patologia Oral de Shafer). Sivapathasundharam B e Raghu AR, editores. Dental Caries. 7th ed. Delhi: Elsevier; 2012.

[14] Fejerskov O, Kidd EA, Nyvad O e Baelum V. Dental caries - The Disease and its Clinical Management. 2nd ed. Oxford: Blackwell Munksgaard; 2008

[15] Mellanby E. Nutrition and Disease - The interaction of clonical and Experimental Work (Nutrição e Doença - A interação do trabalho clonal e experimental). London: Paternoster Row EC; 1934.

[16] Petersen PE, Bourgeois D, Ogawa H, Estupinan-Day S, Ndiaye C. The global burden of oral diseases and risks to oral health. Boletim do Órgão Mundial de Saúde. 2005 Sep; 83(9):661- 9.

[17] Sheiham A. Impact of dental treatment on the incidence of dental caries in children and adults Community Dent Oral Epidemiol. 1997 Feb; 25(1):104-12.

[18] Moreira RS. Epidemiologia da cárie dentária no mundo. Atenção à saúde bucal - Pediatria, pesquisa, epidemiologia e práticas clínicas.2012:149-68.

[19] Bagramian RA, Garcia-Godoy F, Volpe AR. O aumento global da cárie dentária. Uma crise de saúde pública pendente. Am J Dent. 2009 Feb; 22(1):3-8.

[20] Costa SM, Martins CC, Bonfim ML, Zina LG, Paiva SM, Pordeus IA et al. A Systematic Review of Socioeconomic Indicators and Dental Caries in Adults. Int J Environ Res Public Health. 2012 Oct; 9(10): 3540-3574.

[21] Maltz M, Jardim JJ, Alves LS.Promoção de saúde e cárie dentária. Braz Oral Res. 2010; 24 Suppl 1:18-25.

[22] Fejerskov ONB, Kidd E. Cárie dentária: a doença e a sua gestão clínica. 2a ed. Copenhaga: Blackwell Munksgaard; 2003

[23] Khan M, Fida M. Lesões de manchas brancas em pacientes ortodônticos, parte I: frequência e padrão de distribuição. Jornal da Faculdade de Medicina Dentária de Khyber. 2010;1(1):20-24.

[24] Mizrahi, E. (1982). Desmineralização do esmalte após tratamento ortodôntico. *American Journal of Orthodontics, 82*(1), 62-67. https://doi.org/10.1016/0002-9416(82)90548-6

[25] Barros, S. G. de, Castro Alves, A., Pugliese, L. S., & Reis, S. R. de A. (2001). Contribuição ao estudo da cárie dentária em crianças de 0-30 meses. *Pesquisa Odontologica Brasileira, 15*(3), 215-222. https://doi.org/10.1590/s 1517-74912001000300007

[26] Milgrom, P., Riedy, C. A., Weinstein, P., Tanner, A. C. R., Manibusan, L., & Bruss,
J. (2000). Cárie dentária e sua relação com infeção bacteriana, hipoplasia, dieta e higiene oral em crianças de 6 a 36 meses de idade: Dental caries in very youngchildren. *Odontologia Comunitária e Epidemiologia Oral, 28*(4), 295-306. https://doi.org/10.1034/j.1600-0528.2000.280408.x

[27] Boersma, J. G., van der Veen, M. H., Lagerweij, M. D., Bokhout, B., & Prahl-Andersen, B. (2005). Prevalência de cárie medida com QLF após tratamento com aparelhos ortodônticos fixos: Fatores de influência. *Caries Research, 39*(1), 41-47. https://doi.org/10.1159/000081655

[28] Tiano, A. V. P., Moimaz, S. A. S., Saliba, O., & Garbin, C. A. S. (2009). Prevalência de manchas brancas de esmalte e fatores de risco em crianças de até 36 meses de idade. *Brazilian Oral Research, 23*(2), 215-222. https://doi.org/10.1590/s1806-83242009000200020

[29] Richter, A. E., Arruda, A. O., Peters, M. C., & Sohn, W. (2011). Incidência de lesões de cárie entre pacientes tratados com ortodontia abrangente. *American*

Journal of Orthodontics and Dentofacial Orthopedics: Official Publication of the American Association of Orthodontists, Its Constituent Societies, and the American Board of Orthodontics, 139(5), 657-664. https://doi.org/10.1016Zj.ajodo.2009.06.037

[30] Tufekci, E., Dixon, J. S., Gunsolley, J. C., & Lindauer, S. J. (2011). Prevalência de lesões de manchas brancas durante o tratamento ortodôntico com aparelhos fixos. *The Angle Orthodontist, 81*(2), 206-210. https://doi.org/10.2319/051710-262.1

[31] Enaia, M., Bock, N., & Ruf, S. (2011). Lesões de manchas brancas durante o tratamento com aparelhos multibraquetes: Um desafio para a excelência clínica. *American Journal of*

Ortodontia e Ortopedia Dentofacial: Official Publication of the American Association of Orthodontists, Its Constituent Societies, and the American Board of Orthodontics, 140(1), e17-e24. https://doi.Org/10.1016/j.ajodo.2010.12.016

[32] Julien, K. C., Buschang, P. H., & Campbell, P. M. (2013). Prevalência da formação de lesões de manchas brancas durante o tratamento ortodôntico. *The Angle Orthodontist, 83(4),* 641647. https://doi.org/10.2319/071712-584.1

[33] Lucchese, A., & Gherlone, E. (2013). Prevalência de lesões de manchas brancas antes e durante o tratamento ortodôntico com aparelhos fixos. *European Journal of Orthodontics*, *35*(5), 664-668. https://doi.org/10.1093/ejo/cjs070

[34] Khalaf, K. (2014). Factores que afectam a formação, gravidade e localização das lesões de White Spot durante o tratamento ortodôntico com aparelhos fixos. *Journal of Oral & Maxillofacial Research, 5*(1). https://doi.org/10.5037/jomr.2014.5104

[35] Akin, M., Tazcan, M., Ileri, Z., & Basciftci, F. A. (2013). Incidência de lesão de mancha branca durante o tratamento ortodôntico fixo. *Turk Ortodonti Dergisi [Turkish Journal of Orthodontics], 26(2),* 98-102. https://doi.org/10.13076/j.tjo.2013.26.02_98

[36] Gopikrishna, V., Loganathan, S. C., Sagarika, N., & Suchindran, S. (2012). Prevalência de lesão de mancha branca numa secção da população indiana submetida a tratamento ortodôntico fixo: Uma avaliação in vivo usando os critérios visuais do Sistema Internacional de Deteção e Avaliação de Cáries II. *Journal of Conservative Dentistry: JCD, 15*(2), 104. https://doi.org/10.4103/0972-0707.94572

[37] Farishta, S., Sharma, S., Baxi, S., Sahu, V. P. A., Singh, S., & Singh, K. (n.d.). *Prevalência de lesões de White Spot durante o procedimento de tratamento ortodôntico fixo.* Ijocrweb.com. Recuperado em 9 de setembro de 2023, de http://www.ijocrweb.com/pdf/2015/July-September/9238_Original%20Article.pdf

[38] Munjal, D. (2016). Avaliação das lesões da Mancha Branca e avaliação in vivo do

Efeito do CPP-ACP em lesões de mancha branca em molares permanentes de crianças. *Jornal de Pesquisa Clínica e Diagnóstica: JCDR, 10*(5). https://doi.org/10.7860/jcdr/2016/19458.7896

[39] Dogra, S., Gupta, A., & Nagpal, M. (n.d.). *Comparative Evaluation of Prevalence of incipient white spot lesions in visually impaired children of Delhi NCR regionusing Caries Assessment Spectrum and Treatment (CAST) criteria and International Caries Detection and Assessment System II (ICDAS-II) score criteria.* Pravara.com. Recuperado em 9 de setembro de 2023, de https://www.pravara.com/pmr/pmr-11-2-7.pdf

[40] Ravindran, V., Sruthi, M. A., & Gurunathan, D. (2020). Prevalência de lesões de manchas brancas em crianças de 3 anos que visitam uma faculdade particular de odontologia: Um estudo observacional. *World Journal of Dentistry, 11*(5) 408-412. https://doi.org/10.5005/jp- journals-10015-1759

[41] Austin, D., JayaKumar, H. L., Chandra, K. M., Kemparaj, V., & Prahladka, P. (2020). Estudo transversal sobre lesões de mancha branca e sua associação com a experiência de cárie dentária entre crianças em idade escolar. *International Journal of Clinical Pediatric Dentistry, 13*(2), 107-112. https://doi.org/10.5005/jp-journals-10005-1716

[42] Kashyap, P. R., Kaur, M., & Mahadevan, G. (2023). Prevalência de lesões de manchas brancas
em crianças até aos 71 meses de idade no estado de Gujarat. *Journal of the Indian Society of Pedodontics and Preventive Dentistry, 41*(1), 16-21.
http s://doi.org/10.4103/jisppd.ji sppd_64_23

[43] Fejerskov O, Kidd EA, Nyvad O e Baelum V. Dental caries - The Disease and its Clinical Management. 2nd ed. Oxford: Blackwell Munksgaard; 2008.

[44] Shafer WG, Hine MK, Levy BM. Shafer's Textbook of Oral Pathology (Manual de Patologia Oral de Shafer). Sivapathasundharam B e Raghu AR, editores. Dental Caries. 7th ed. Delhi: Elsevier; 2012.

[45] Ernst Newbrun. Cariologia. 3a ed. Chicago: Quintessence publications; 1989.

[46] Anil Ghom, Maskhe S. Textbook of Oral Pathology (Manual de Patologia Oral). 2ª ed. Nova Deli: Jaypee Brothers Medical Publishers (P) Ltd; 2010.

[47] Marya CM. Livro-texto de Odontologia em Saúde Pública. 1st ed. Nova Deli: Jaypee Brothers Medical Publishers; 2011.

[48] Schatz A, Martin JJ. A teoria da proteólise-quelação da cárie dentária. J Am Dent Assoc. 1962 Sep; 65: 368-75.

[49] Usha C e Sathyanarayanan R. Dental caries - A complete changeover (Part I). J Conserv Dent. 2009 Abr-Jun; 12(2): 46-54.

[50] Purkait SK. Essentials of Oral Pathology (Fundamentos da Patologia Oral). 2ª ed. Nova Deli: Jaypee Brothers Medical Publishers (P) Ltd; 2008.

[51] Anil Ghom, Maskhe S. Textbook of Oral Pathology. 2ª ed. Nova Deli: Jaypee Brothers Medical Publishers (P) Ltd; 2010.

[52] Ongole R, Praveen BN. Textbook of Oral Medicine, Oral Diagnosis and Oral Radiology (Manual de Medicina Oral, Diagnóstico Oral e Radiologia Oral). 2nd

ed. New Delhi. Elsevier Health Sciences; 2014.

[53] Chaudhary M, Chaudhary SD. Essentials of Pediatric Oral Pathology (Fundamentos da Patologia Oral Pediátrica). 1st ed. New Delhi. Jaypee Brothers Medical Publishers (P) Ltd; 2011.

[54] Fejerskov O, Kidd EA, Nyvad O e Baelum V. Dental caries - The Disease and seu manejo clínico. 2nd ed. Oxford: Blackwell Munksgaard; 2008.

[55] Yang T, Zhou WJ, Du Y, Wu ST, Yuan WW, Yu Y. Papel da saliva proteinase 3 na cárie dentária. Int J Oral Sci. 2015 Sep; 7(3): 174-8.

[56] Stookey GK. O efeito da saliva na cárie dentária. J Am Dent Assoc. 2008 maio; 139 Suppl:11-17.

[57] Hurlbutt M, Novy B, Young D. Cárie Dentária: Uma doença mediada pelo pH.CDHA.2010; 25(1):9-15.

[58] Bowen WH. A curva de Stephan revisitada. Odontology. 2013 Jan; 101(1):2-8.

[59] Lenander-Lumikari M, Loimaranta V. Saliva and dental caries. Adv Dent Res. 2000 Dec; 14:40-7.

[60] Disponível em http://ncl.ac.uk/dental/oralbiol/oralenv/tutorials/bicarbonate.html

[61] Humphrey SP e Williamson RT. A review of saliva: Normal composition, flow, and function J Prosthet Dent 2001; 85:162-9.

[62] Siqueira WL, Helmerhorst EJ, Zhang W, Salih E, Oppenheim FG. A película de esmalte adquirida e o seu potencial papel no diagnóstico oral. Ann N Y Acad Sci. 2007 Mar; 1098: 504-9.

[63] Nomura R, Nakano K, Taniguchi N, Lapirattanakul J, Nemoto H, Gronroos L et al. Análises moleculares e clínicas do gene que codifica a adesina de ligação ao

colagénio do Streptococcus mutans. J Med Microbiol. 2009 Apr; 58(4):469-75.

[64] Mobley C, Marshall TA, Milgrom P, Coldwell SE. The Contribution of Dietary Factors to Dental Caries and Disparities in Caries (A Contribuição dos Factores Dietéticos para a Cárie Dentária e Disparidades na Cárie). Acad Pediatr. 2009; 9(6): 410- 14.

[65] Kidd EA. Essentials of Dental Caries.3rd ed. Nova Iorque: Oxford University Press; 2005.

[66] Tinanoff N. Dietary Determinants of Dental Caries and Dietary Recommendations for Preschool (Determinantes dietéticos da cárie dentária e recomendações dietéticas para pré-escolares). Journal of Public Health Dentistry Children. 2000; 60(3); 197-206.

[67] Gupta P, Gupta N, Pawar AP, Birajdar SS, Natt AS, Singh HP. Role of sugar and sugar substitutes in dental caries: a review. ISRN Dent. 2013; 519421: 1-6.

[68] Sonarkar S, Purba R, Singh S, Podar R. Components of the diet and it relation to dental caries: A review. Int J Contemp Dent Med Rev. 2014; 021214:1-3.

[69] Novotna M, Podzimek S, Broukal Z, Lencova E e Jana Duskova. Doenças Periodontais e Cáries Dentárias em Crianças com Diabetes Mellitus Tipo 1. Hindawi Publishing Corporation. 2015; 379626:1-8.

[70] Gorelick L, Geiger AM, Gwinnett AJ. Incidência de formação de manchas brancas após colagem e bandagem. Am J Orthod 1982;81(2):93-8.

[71] Fejerskov ONB, Kidd E. Cárie dentária: a doença e a sua gestão clínica. 2a ed. Copenhaga: Blackwell Munksgaard; 2003.

[72] Hollander, F. e Saper, E. (1935): A camada de superfície radiopaca aparente do esmalte, Dent Cosmos 77:1187-1197.

[73] Applebaum, E. (1940):The Radiopaque Surface Layer Of Enamel And Caries, J Dent Res 19:41-46

[74] Thewlis, J. (1940): A estrutura dos dentes como mostrado pelo exame de raios-X. Spec. Rep. No. 238 Of The Medical Research Council,London: Hmso.

[75] Besic, F.C. (1953): Caries Like Enamel Changes By Chemical Means, J Dent Res 32:830-839.

[76] Coolidge T.B.; Besic F.C.; e Jacobs M.H. (1955): A Microscopic Comparison Of Clinically And Artificially Produced Changes In Enamel, J Oral Surg 8:1204-1210.

[77] Gray J.A. e Francis, M.D. (1963): Físico-química da Dissolução do Esmalte. In: Destruction Of Hard Tissues, R.F. Sognnaes, Ed. Washington: Publicação No. 75 da Associação Americana para o Avanço da Ciência, Pp. 213-260.

[78] Arends, J.; Jongebloed, W.L.; e Schuthof, J. (1983b): A Ultraestrutura da Superfície do Esmalte em Relação à Desmineralização e Remineralização. In: Demineralization And Remineralization Of Theteeth, S. A. Leach And W. M. Edgar,Eds.,Oxford: Irl Press, Pp. 155-164.

[79] Thylstrup, A.; Holmen, L.; e 6gaard, B. (1984): Histologic Features During Development Of White Spot Lesions In Vivo, Iadr Abstr 62:760.

[80] Haikel, Y.; Frank, R.M.; e Voegel, J.C. (1983): Microscopia eletrónica de varrimento da camada superficial do esmalte humano de lesões cariosas incipientes, Caries Res 17:1-14.

[81] Koulourides T.; Feagin,F.; e Pigman,W. (1965):Remineralização do esmalte dentário pela saliva in vitro, Ann Ny Acad Sci 131:751-757.

[82] Schweizer, C.M.; Schait, A.; Schmid, R.; Imfeld, T.; Lutz,F.;And Muhlemann,H.R.(1978):Erosion And Abrasion Des Schmelzes, Schweiz Monatschr Zahnheilk 88:497-509.

[83] Arends, J. e Ten Cate, J.M. (1981): Remineralização do Esmalte dos Dentes J Crystalgrowth 53:135-147.

[84] Thylstrup A. E Fredebo L. (1982): A Method For Studying Surface Coatings And The Underlying Features In Sem In Surface And Colloid Phenomena In The Oral Cavity, R.M. Frank And S.A. Leach, Eds., Oxford: Irl Press, Pp. 169-184.

[85] Langdon, D.J.;Elliott, J.C.;And Fearnhead, R.W. (1980): Observação microradiográfica da descalcificação ácida subsuperficial em agregados sintéticos de apatita, Caries Res 14:359-366.

[86] Brudevold, F.; Mccann, H.; e Gron, P. (1965): Dental Caries. In: Caries Resistant Teeth As Related To The Chemistry Of Enamel, G.E.W. Wolstenholm, Ed., London: Churchill, Pp. 121-141.

[87] Gray, J.A. (1977): Eventos químicos durante a cariogénese. In: Actas do Simpósio sobre Cáries Incipientes do Esmalte, N.H. Rowe, Ed., Ann Arbor: Universidade de Michigan, Pp. 19-28.

[88] Gray J.A.e Francis, M.D. (1963): Físico-química da Dissolução do Esmalte. In: Destruction Of Hard Tissues, R.F. Sognnaes, Ed. Washington: Publicação No. 75 da Associação Americana para o Avanço da Ciência, Pp. 213-260.

[89] Francis, M.D.; Briner, W.W.; e Gray, J.A. (1973): Agentes Químicos no Controlo dos Processos de Calcificação em Sistemas Biológicos In: Crescimento, Reparação e Remineralização de Tecidos Duros, K.Elliot e D.W. Fitzsimons, Eds. Simpósio da Fundação Ciba, Nº 1, Amsterdão: Elsevier, Pp.57-90.

[90] Chatterjee R, Kleinberg I: Efeito da colocação de bandas ortodônticas na composição química da placa bacteriana humana. Arch Oral Biol 24:97-100, 1979

[91] Gwinnett Ja, Ceen F: Distribuição da placa bacteriana em brackets colados: Um Estudo de Microscópio Eletrónico de Varrimento. Am J Orthod 75:667-677, 1979

[92] 0gaard B, Rolla G, Arends J: Aparelhos Ortodônticos e Desmineralização do Esmalte. Parte 1. Desenvolvimento da lesão. Am J Orthod Dentofacial Orthop 94:68-73, 1988

[93] *Ten Cate's Oral Histology Development, Structure, and Function 9ª edição.* (2016).

[94] M. Staines, W. H. Robinson e J. A. A. Hood (1981). "Indentação esférica do esmalte dentário". *Jornal de Ciência dos Materiais.* **16** (9): 2551-2556. Bibcode:1981JMatS..16.2551S. doi:10.1007/bf01113595. S2CID 13770423

[95] Ismail AI, Sohn W, Tellez M, Amaya A, Sen A, Hasson H, Pitts NB. The nternational Caries Detection and Assessment System (ICDAS): um sistema integrado para medir a cárie dentária. Community Dent Oral Epidemiol. 2007 Jun;3 5(3):170-8.

[96] Comité Coordenador do Sistema Internacional de Deteção e Avaliação de Cáries (ICDAS). Manual de Critérios - Sistema Internacional de Deteção e Avaliação da Cárie (ICDAS II). Baltimore: Comité de Coordenação do ICDAS; 2005.

[97] Braga MM, de Benedetto MS, Imparato JC, Mendes FM. Nova metodologia para avaliação do status de atividade de cárie oclusal em dentes decíduos utilizando aparelho de fluorescência a laser. J Biomed Opt. 2010 Jul-Ago; 15(4):047005.

[98] Mehta A. Comprehensive review of caries assessment systems developed over the last decade. RSBO. 2012; 9(3):316-21.

[99] Bishara, S. E., & Ostby, A. W. (2008). *Lesões de manchas brancas: Formação, Prevenção,*
*e tratamento. Seminários em Ortodontia, 14(3), 174-182.*doi:10.1053/j.sodo.2008.03.002

[100] Zero DT. Processo de cárie dentária. Vol. 43, Clínicas dentárias da América do Norte.
1999. p.635-64

[101] Axelsson P. Diagnosis and risk prediction of dental caries (Diagnóstico e previsão do risco de cárie dentária). Quintessence Pub. Co;

2000. p.307

[102] Zandona AF, Zero DT. Ferramentas de diagnóstico para a deteção precoce de cáries. J Am Dent Assoc. 2006 Dec;137(12):1675-84; quiz 1730.

[103] Fejerskov O, Kidd EAM. Cárie dentária: a doença e a sua gestão clínica. Blackwell Munksgaard; 2008.p.616

[104] Kohara EK, Abdala CG, Novaes TF, Braga MM, Haddad AE, Mendes FM. É viável utilizar imagens de smartphones para realizar o telediagnóstico de diferentes estágios de lesões de cárie oclusal? PLoS One 2018; 13(9): e0202116.

[105] Estai M, Kanagasingam Y, Huang B, Shiikha J, Kruger E, Bunt S, et al. Comparação de um método fotográfico baseado em smartphone com a avaliação de cáries cara a cara: Um modelo de teledentistry móvel. Telemed J E Health 2017; 23(5): 435-40.

[106] Abufarwa M, Noureldin A, Campbell PM, Buschang PH. Fiabilidade e validade da FluoreCam para a deteção de lesões de manchas brancas: Um estudo in vitro. J Investig Clin Dent 2018; 9(1).

[107] Yilmaz H, Kele§ S. Métodos recentes para o diagnóstico de cárie dentária em odontologia. Meandros Med Dent J 2018; 19(1): 1-8.

[108] Korkut B, Korkut D, Yanikoglu F, Tagtekin D. Avaliação clínica da desmineralização e remineralização em torno de braquetes ortodônticos com FluoreCam. Asian Pac J Trop Biomed 2017; 7(4): 373-7

[109] Nouhzadeh-Malekshah S, Fekrazad R, Bargrizan M, Kalhori KA. Avaliação da fluorescência a laser em combinação com fotossensibilizadores para deteção de lesões desmineralizadas. Photodiagnosis Photodyn Ther 2019; 26: 300-5.

[110] Rodrigues JA, Sarti CS, Assunção CM, Arthur RA, Lussi A, Diniz MB. Avaliação da fluorescência a laser no monitoramento da progressão de lesões de cárie não cavitadas em superfícies lisas in vitro. Lasers Med Sci 2017; 32(8): 1793-800.

[111] Terrer E, Koubi S, Dionne A, Weisrock G, Sarraquigne C, Mazuir A, et al. Um novo conceito em dentisteria de restauração: Avaliador de fluorescência induzida por luz para diagnóstico e tratamento: Parte 1 - diagnóstico e tratamento de cáries oclusais iniciais. J Contemp Dent Pract 2009; 10(6): 86-94.

[112] Terrer E, Raskin A, Koubi S, Dionne A, Weisrock G, Sarraquigne C, et al. Um novo conceito em dentisteria de restauração: LIFEDT-avaliador de fluorescência induzida por luz para diagnóstico e tratamento: Parte 2 - tratamento de cáries dentárias. J Contemp Dent Pract 2010; 11(1): 95-102.

[113] Kockanat A, Unal M. Comparação in vivo e in vitro do ICDAS II, da caneta DIAGNOdent, do CarieScan PRO e da câmara SoproLife para a deteção de cáries oclusais em dentes molares decíduos. Eur J Paediatr Dent 2017; 18(2): 99-104.

[114] Talwar M, Borzabadi-Farahani A, Lynch E, Borsboom P, Ruben J. Remineralização de esmalte e dentina desmineralizados usando 3 dentifrícios - um estudo in vitro. Dent J 2019; 7(3): 91.

[115] Korkut B, Tagtekin DA, Yanikoglu FÇ. Di§ Çürüklerininin Erken Te⅞hisive Te⅞histe Yeni Yontemler: QLF, Diagnodent, Elektriksel iletkenlik ve Ultrasonik Sistem. EÜ D⅛hek Fak Derg 2011; 32: 55-67

[116] Longbottom C, Huysmans MCDNJM. Medições eléctricas para utilização em ensaios clínicos de cáries. J Dent Res 2004; 83 Spec No C: C76-9.

[117] Yilmaz H, Kele§ S. Métodos recentes para o diagnóstico de cárie dentária em odontologia. Meandros Med Dent J 2018; 19(1): 1-8.

[118] Kühnisch J, Sochtig F, Pitchika V, Laubender R, Neuhaus KW, Lussi A, et al. Validação in vivo da transiluminação com luz de infravermelhos próximos para a deteção de cáries dentárias interproximais. Clin Oral Investig 2016; 20(4): 821-9.

[119] Sürme K, Kara NB, Yilmaz Y. Avaliação in vitro dos métodos de deteção de cáries oclusais em dentes decíduos e permanentes: A Comparison of CarieScan PRO, DIAGNOdent Pen, and DIAGNOcam Methods. Photobiomodul Photomed

Laser Surg 2020; 38(2): 105-11.

[120] Mathias C, Ferraz LN, Lima DA, Marchi GM. Tratamento de lesões não cariosas: Diagnóstico, materiais e técnicas restauradoras. Brazilian Journal of Oral Sciences. 2018 Jul 13;17:e18336-.

[121] Deveci C, Çinar Ç, Tirali RE. Gestão de lesões de manchas brancas. Cárie dentáriaDiagnóstico, prevenção e gestão2018. 2018 Sep 19.

[122] Bishara SE, Ostby AW. Lesões de manchas brancas: formação, prevenção e tratamento. InSeminars in orthodontics 2008 Sep 1 (Vol. 14, No. 3, pp. 174-182). WB Saunders.

[123] Khatri M, Kishore S, Nagarathinam S, Siva S, Barai V. Lesões de Manchas Brancas e Remineralização. InOral Health Care-An Important Issue of the Modern Society 2021 Nov 30. IntechOpen.

[124] Seow WK. Diagnóstico clínico de defeitos do esmalte: armadilhas e diretrizes práticas. Revista Internacional de Medicina Dentária. 1997 Jun;47(3):173-82.

[125] Small, B.W.; Murray, J.J. (1978). Opacidades do esmalte: prevalência, classificações e considerações etiológicas. , 6(1), 33-42. doi:10.1016/0300-5712(78)90004-0

[126] Gottlieb B. (1920) Hipoplasia raquítica e do esmalte. Dent. Cosmos 62, 1209-1 22 1.

[127] AK Susheela. Um tratado sobre fluorose. Capítulo 1, pág. 3. Publicação do Instituto de Ciências Médicas da Índia. 2002

[128] Saraswathi V Naik, Ghousia S, Shashibushan KK, Poornima S. Amelogénese Imperfeita - Um Relatório de Caso. J Oral Health Res. 2011;2(4):106-110.

[129] Crawford PJ, Aldred M, Bloch-Zupan A. Amelogenesis imperfecta. Orphanet J Rare Dis. 2007;2:17-27.

[130] Mayur Chaudary, Shweta Dixit, Asha Singh, Sanket Kunte. "Amelogenesis

imperfecta" - Relato de um caso e revisão da literatura. J Oral Maxillofac Pathol 2009;13(2):70-7.

[131] Emin Murat Canger, Peruze Celenk, Murat Yenisey, Selcen Zeynep Odyakmaz. Amelogénese Imperfeita, Tipo Hipopalse associado a algumas anomalias dentárias: Relato de Caso. Braz Dent J 2010;21(2):170-174.

[132] Witkop C. J. Amelogénese imperfeita, dentinogénese imperfeita e displasia dentinária revisitadas: problemas de classificação. Jr. J Oral Pathol. 1988 Nov;17(9-10):547-53.

[133] M. Patel, S. T McDonnell, S. Iram, M.F. W-Y. Chan. Amelogeneis Imperfecta-Iifelong management. Gestão de restauração do paciente adulto. British Dental Journal 2013;215(9):449-457.

[134] Gemimaa Hemagaran ,Arvind. M. Amelogenesis Imperfecta Revisão da literatura. IOSR Journal of Dental and Medical Sciences 2014;13(1): 48-51.

[135] Santos MCLG, Linha SRP. A genética da amelogénese imperfeita: uma revisão da literatura. J Appl Oral Sci 2005;13:212-217.

[136] Zero DT (1995) Modelos de cárie in situ. Adv Dent Res 9: 214-230.

[137] Robinson C, Shore RC, Brookes SJ, Strafford S, Wood SR, et al. (2000) The chemistry of enamel caries. Crit Rev Oral Biol Med 11: 481-495.

[138] Benson PE, Shah AA, Millett DT, Dyer F, Parkin N, et al. (2005) Fluoretos, ortodontia e desmineralização: Uma revisão sistemática. J Orthod 32: 102-114.

[139] Newbrun E (1989) Effectiveness of water fluoridation (Eficácia da fluoretação da água). J Public Health Dent 49: 279-289.

[140] Willmot DR (2004) Lesões brancas após tratamento ortodôntico: O baixo teor de flúor faz diferença? J Orthod 31: 235-242.

[141] van der Veen MH, Mattousch T, Boersma JG (2007) Desenvolvimento longitudinal de lesões de cárie após tratamento ortodôntico avaliado por

fluorescência quantitativa induzida por luz. Am J Orthod Dentofac Orthop 131: 223-228.

[142] Mitchell L (1992) An investigation into the effect of a fluoride releasing adhesive on the prevalence of enamel surface changes associated with directly bonded orthodontic attachments. Br J Orthod 19: 207-214.

[143] Institute of medicine (1997) Dietary reference intakes for calcium, phosphorus, magnesium, vitamin d, and fluoride. National Academies Press. Washington, EUA, 432.

[144] Heller KE, Eklund SA, Burt BA (1997) Dental caries and dental fluorosis at varying water fluoride concentrations. J Public Health Dent 57: 136-143.

[145] ten Cate JM, Duijsters PP (1983) Influência do flúor em solução na desmineralização dentária II. Dados microradiográficos. Caries Res 17: 513-519.

[146] Koulourides T (1990) Resumo da sessão II: O flúor e o processo de cárie. J Dent Res 69: 558-558.

[147] Chow LC (1990) Tooth-bound fluoride and dental caries. J Dent Res 69: 595-600.

[148] Bowden GH (1990) Effects of fluoride on the microbial ecology of dental plaque (Efeitos do flúor na ecologia microbiana da placa dentária). J Dent Res 69: 653-659.

[149] Gelhard TB, Arends J (1984) Microradiografia de lesões remineralizadas in vivo em esmalte humano II. J Biol Buccale 12: 59-65.

[150] Linton JL (1996) Quantitative measurements of remineralization of incipient caries (Medidas quantitativas da remineralização de cáries incipientes). Am J Orthod Dentofacial Orthop 110: 590-597.

[151] Willmot DR (2004) Lesões brancas após tratamento ortodôntico: O baixo teor de flúor faz diferença? J Orthod 31: 235-242.

[152] Institute of medicine (1997) Dietary reference intakes for calcium, phosphorus, magnesium, vitamin d, and fluoride. National Academies Press. Washington, EUA, 432.

[153] Heller KE, Eklund SA, Burt BA (1997) Dental caries and dental fluorosis at varying water fluoride concentrations. J Public Health Dent 57: 136-143.

[154] ten Cate JM, Duijsters PP (1983) Influência do flúor em solução na desmineralização dentária II. Dados microradiográficos. Caries Res 17: 513-519.

[155] Harper DS, Osborn JC, Hefferren JJ, Clayton R (1986) Cariostatic evaluation of cheeses with diverse physical and compositional characteristics. Caries Res 20: 123130.

[156] Reynolds EC, Black CL (1987) Reduction of chocolate's cariogenicity by supplementation with sodium caseinate. Caries Res 21: 445-451.

[157] Schüpbach P, Neeser JR, Golliard M, Rouvet M, Guggenheim B (1996) A incorporação do caseinoglicomacropéptido e do caseinofosfopéptido na película salivar inibe a aderência dos estreptococos mutans. J Dent Res 75: 1779-1788.

[158] Reynolds EC, Cain CJ, Webber FL, Black CL, Riley PF, et al. (1995) Anticariogenicidade de complexos de fosfato de cálcio de fosfopeptídeos de caseína trípticos no rato. J Dent Res 74: 1272-1279.

[159] Riordan PJ (1993) Dental fluorosis, dental caries and fluoride exposure among 7- year-olds. Caries Res 27: 71-77.

[160] Kardos S, Shi B, Sipos T (1999) O potencial de desmineralização in vitro de um dentífrico contendo fluoreto de sódio, cálcio e iões fosfato em várias condições experimentais. J Clin Dent 10: 22-25.

[161] Curzon ME, Losee FL (1977) Strontium content of enamel and dental caries. Caries Res 11: 321-326.

[162] van der Veen MH, Mattousch T, Boersma JG (2007) Desenvolvimento

longitudinal de lesões de cárie após tratamento ortodôntico avaliado por fluorescência quantitativa induzida por luz. Am J Orthod Dentofac Orthop 131: 223-228.

[163] Madléna M, Vitalyos G, Márton S, Nagy G (2000) Effect of chlorhexidine varnish on bacterial levels in plaque and saliva during orthodontic treatment. J Clin Dent 11: 42-46.

[164] Gehlen I, Netuschil L, Georg T, Reich E, Berg R, et al. (2000) The influence of a 0.2% chlorhexidine mouthrinse on plaque regrowth in orthodontic patients. Um estudo prospetivo randomizado. Parte II: Parâmetros bacteriológicos. J Orofac 61: 138148.

[165] Hanham A, Addy M (2001) The effect of chewing sugar-free gum on plaque regrowth at smooth and occlusal surfaces (O efeito da pastilha elástica sem açúcar no crescimento da placa bacteriana em superfícies lisas e oclusais). J Clin Periodontol 28: 255-257.

[166] Summitt JB, Robbins JW, Hilton TJ, Schwartz RS (2006) Fundamentals of operative dentistry: Uma abordagem contemporânea. Quintessence Publ Co, Batavia, EUA.

[167] Sengun A, Sari Z, Ramoglu SI, Malkoç S, Duran I (2004) Avaliação do efeito de recuperação do pH da placa dentária de uma pastilha de xilitol em pacientes com aparelhos ortodônticos fixos. Angle Orthod 74: 240-244.

[168] Diaz-Arnold AM, Holmes DC, Wistrom DW, Swift EJ (1995) Libertação/absorção de fluoreto a curto prazo de restaurações de ionómero de vidro. Dent Mater 11: 96-101.

[169] Madléna M, Vitalyos G, Márton S, Nagy G (2000) Effect of chlorhexidine varnish on bacterial levels in plaque and saliva during orthodontic treatment. J Clin Dent 11: 42-46.

[170] Knosel M, Attin R, Becker K, Attin T (2007) Efeito do branqueamento externo

na cor e luminosidade de lesões de manchas brancas inactivas após aparelhos ortodônticos fixos. Angle Orthod 77: 646-652.

[171] Madléna M, Vitalyos G, Márton S, Nagy G (2000) Effect of chlorhexidine varnish on bacterial levels in plaque and saliva during orthodontic treatment. J Clin Dent 11: 42-46.

[172] Schüpbach P, Neeser JR, Golliard M, Rouvet M, Guggenheim B (1996) A incorporação do caseinoglicomacropéptido e do caseinofosfopéptido na película salivar inibe a aderência dos estreptococos mutans. J Dent Res 75: 1779-1788.

[173] Beyth N, Redlich M, Harari D, Friedman M, Steinberg D (2003) Effect of sustained- release chlorhexidine varnish on streptococcus mutans and actinomyces viscosus in orthodontic patients. Am J Orthod Dentofac Orthop 123: 345-348.

[174] Sengun A, Sari Z, Ramoglu SI, Malkoç S, Duran I (2004) Avaliação do efeito de recuperação do pH da placa dentária de uma pastilha de xilitol em pacientes com aparelhos ortodônticos fixos. Angle Orthod 74: 240-244.

[175] Newbrun E (1989) Effectiveness of water fluoridation (Eficácia da fluoretação da água). J Public Health Dent 49: 279-289.

[176] Joseph VP, Rossouw PE, Basson NJ (1994) Alguns "selantes" selam - uma investigação de microscopia eletrónica de varrimento (SEM). Am J Orthod Dentofac Orthop 105: 362368.

[177] Diaz-Arnold AM, Holmes DC, Wistrom DW, Swift EJ (1995) Libertação/absorção de fluoreto a curto prazo de restaurações de ionómero de vidro. Dent Mater 11: 96-101.

[178] Mitchell L (1992) An investigation into the effect of a fluoride releasing adhesive on the prevalence of enamel surface changes associated with directly bonded orthodontic attachments. Br J Orthod 19: 207-214.

[179] Knosel M, Attin R, Becker K, Attin T (2007) Efeito do branqueamento externo na cor e luminosidade de lesões de manchas brancas inactivas após aparelhos

ortodônticos fixos. Angle Orthod 77: 646-652.

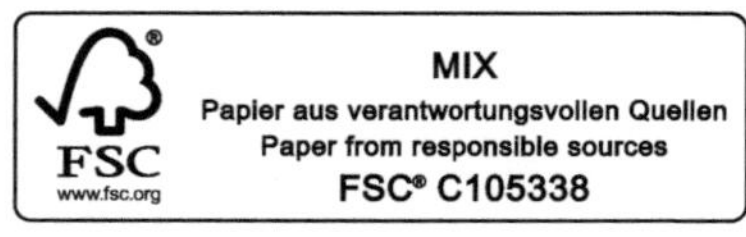

Printed by Books on Demand GmbH, Norderstedt / Germany